小儿推拿证候病机方

黄锦军　何贤芬　主编

科学出版社

北京

内 容 简 介

本书以证候病机为切入点，以药物的君、臣、佐、使拟手法之君、臣、佐、使来针对治疗；主穴为君穴、臣穴二者的组合，以具体证候病机的病性、病位为选取原则，并根据河图的象数对应关系来定量其操作的时间。全书围绕证候病机推拿方的核心内容，首先是对小儿推拿诊疗过程中涉及的中医基础理论进行回顾；然后打破传统的以人体部位为依据的特定穴方式，首次根据特定穴的功效属性进行归类编排，将小儿推拿特定穴归纳为五经穴、纹穴、门穴、疏风安神穴、寒凉穴、气穴、温穴七组穴位，便于理解和记忆；再详细介绍了小儿常见病的证候病机及推拿方案，并对临床医案分析以加深理解证候病机及推拿方案，同时补充了小儿常见病的其他调治方法，使读者能了解小儿常见病的相关专业知识及其多种调治方案，既照顾了初学者对中医基础知识的需求，也拓展了知识点、相关理论及调治方案等综合内容。

本书可供推拿科医师阅读，也可供中医药爱好者参考阅读。

图书在版编目（CIP）数据

小儿推拿证候病机方 / 黄锦军，何贤芬主编. —北京：科学出版社，2022.4
ISBN 978-7-03-072129-7

Ⅰ. ①小… Ⅱ. ①黄… ②何… Ⅲ. ①小儿疾病-推拿 Ⅳ. ①R244.15

中国版本图书馆 CIP 数据核字（2022）第 063554 号

责任编辑：郭海燕 孙 曼 / 责任校对：申晓焕
责任印制：徐晓晨 / 封面设计：蓝正设计

科 学 出 版 社 出版
北京东黄城根北街 16 号
邮政编码：100717
http://www.sciencep.com

北京虎彩文化传播有限公司 印刷
科学出版社发行 各地新华书店经销
＊
2022 年 4 月第 一 版 开本：787×1092 1/16
2022 年 4 月第一次印刷 印张：10 3/4
字数：255 000
定价：78.00 元
（如有印装质量问题，我社负责调换）

编 委 会

前　言

　　小儿推拿简便、安全、有效、舒适及无毒副作用，其优势与人们对医疗、养生的期望相契合，从而深受家长的青睐。各级医疗机构、养生场所及婴幼儿相关行业竞相引入小儿推拿，小儿推拿的广告也随之进入老百姓的日常，其社会识别度也得到前所未有的提升。但是，由于小儿推拿的行业准入要求低，职业监管制度还不太完善，不良事件时有报道，行业规范时受质疑，因此，也影响了小儿推拿的发展。

　　小儿推拿是中医学的重要组成部分，同样遵循中医缜密的理、法、方、药的临证诊疗过程。药物之间具有严谨的组合方式，识药未必能拟方，只因中医处方药的依据是理、法、方等相关中医知识的综合运用，同时结合临床实践。《幼科铁镜·推拿代药赋》中记载："寒热温平，药之四性；推拿揉掐，性与药同。用推即是用药，不明何可乱推。推上三关，代却麻黄肉桂。退下六腑，替来滑石羚羊。"手法与药物一样具有寒、热、温平的属性，必须与具体的证候病机相结合，不可随意选择。从探索证候病机，确定治则，拟方遣穴，定操作时间量，到最后的具体手法操作，每一环节均可能影响其临床疗效。因此，学会小儿推拿操作手法，不等于掌握了小儿推拿，这都要求小儿推拿从业者必须具备一定的中医知识储备量及临床诊疗能力，才能拟出相对准确的小儿推拿处方。

　　本书以证候病机理论为核心，将小儿推拿诊疗过程中涉及的相关基本理论，诊疗思维，小儿常见病的证候病机推拿方案、医案及其他调治方法进行逐项介绍，以期为读者提供一套以证候病机推拿方案为主的小儿常见病综合诊疗方案。

　　总之，本书致力于将小儿推拿的诊疗思维进行梳理，传承中医理论，创新小儿推拿主穴方案。编写不足之处，期望得到读者的批评指正，共同推进小儿推拿朝更规范化、系统化方向发展。

黄锦军　何贤芬

2021 年 10 月 1 日

目　录

第一章 小儿推拿的临证思维

中医学的诊疗过程是以阴阳、五行、脏腑、气血、津液、邪正、虚实、表里、三因制宜及五运六气等为理论基础；以整体观念和辨证论治为指导思想；以证候病机为中心，坚持同病异治和异病同治的原则；遵循理、法、方、药的临证思维，即通过缜密审证求因，探析病机，确定治疗法则，最后拟方遣药。小儿推拿学是中医学的重要组成部分，其理、法、方与中医临证思维的理、法、方相同，只是将"药"替换为"术"，既具有中医学的共性理论和临证思维，又有小儿特殊的生理病理特点及特定穴，形成了完整而独立的小儿推拿诊疗体系。

第一节 小儿推拿之理

小儿推拿之理，"理"即病因病机与治则，是在小儿推拿诊疗过程中，运用中医学基础理论和临床思维对小儿疾病病机做出的解释，并结合推拿的作用机制拟定相应的推拿治疗原则。正确的病机分析是拟定推拿治疗原则的前提和基础，直接影响推拿处方的拟定，因此，病机分析位居小儿推拿临证思维之首。

病机指的是疾病发生、发展、变化的机制，包括病因、病位、病性、病势、邪正关系及预后等方面，是以具体疾病的症状、体征为最小单元，并探寻其内在的关联性。《素问·至真要大论》记载："谨候气宜，无失病机。"谨察病机是诊疗疾病的根本。又《类经·病机》记载："机者，要也，变也，病变所由出也。凡或有或无，皆谓之机，有者言其实，无者言其虚"。"要"意为关键，"变"意为变化，即病机是疾病发生、发展、变化的关键点，揭示了疾病发生、变化的内在规律，包括基本病机、系统病机及证候病机三个方面，其中，基本病机反映了疾病发生的共性，系统病机反映了疾病发生的全过程，证候病机则是就诊时刻的具体病机，也是拟方遣药的直接证据。

一、基 本 病 机

基本病机是对疾病具有普遍指导意义的一般规律，适用于解释任何疾病，主要由阴阳失调、气血失和、气机紊乱等邪正盛衰内容组成。《素问·生气通天论》记载："阴平阳秘，精神乃治，阴阳离决，精气乃绝"。生命的健康状态为"阴平阳秘"，"阴平"即阴气平顺，"阳秘"即阳气固守，阴阳之间既互根互用，又相互制约产生消长变化，从而达到动态平衡。反之，阴阳动态平衡的状态被打破，即阴阳离决，精气乃绝，疾病发生。可见，健康与疾病之间的区别在于人体阴阳的状态，即正气与邪气的状态，正气是健康的根本，邪气是疾病的诱发因素。《素问·刺法论》记载："正气存内，邪不可干，邪之所凑，其气必虚。"正气指的是机体对抗疾病的能力或自身调节能力，邪气则是疾病侵犯机体的能力。正气盛则疾病无力侵犯人体或病情好转；邪气盛则疾病发生或病情加重；正邪势均力敌则余邪留恋，病程缠绵。可见，正邪相争的过程实为人体脏腑功能的重新调整过程。邪正的表现形式，离不开循行全身的气血津液，气血津液既是构成人体的基本物质，又是维持人体生命活动的基本物质。气血津液之中又以气为主导，气机失调和气化失常为气的主要机制，影响生命的状态。《厘正按摩要术·战神气》记载："气聚则生，气散则死。"气又分为六气与六淫，《素问·至真要大论》记载："夫百病之生也，皆生于风寒暑湿燥火，以之化之变也。"风寒暑湿燥火即为天地之六气，六气的异常变化则为六淫，是百病发生的原因。《灵枢·岁露》记载："人与天地相参，与日月相应也。"人生活于天地之间，禀受天地自然环境之气的笼罩，并与之相伴相适应，一旦自然之气发生变化，人体也会引起相对应的变化，如人体功能未能及时做出与之相适应的调整，则疾病易发生或隐而后发。除了自然环境以外，生活、工作等社会环境发生的剧烈变化影响人体的情绪变化，也会产生机体的病变，即天人相应。

因此，邪正盛衰、阴阳失调、气机失调和气化失常均为疾病的共同机制，具有普遍规律性，是疾病的基本病机。

二、系 统 病 机

中医的理论体系主要由阴阳、五行、脏腑、经络、病因、病机、诊法、辨证、治则等组成，每一理论体系又可以再分体系，各体系之间既相互独立，又相互关联，如脏腑、经络、卫气营血等系统，各有其独立的理论体系，又是组成病机的分类系统。每一系统病机均可以完整地解释某一疾病病机的全过程，涵盖了本病所有的证候病机，体现了某一疾病病机在时间上的完整性。

（一）脏腑病机

脏腑病机是研究疾病在发生、发展过程中，由于外感、内伤原因导致脏腑阴阳、气血、津液失调的机制。五脏主藏精气而不泄，六腑主泻而不藏，脏与脏，腑与腑，脏与腑之间相互关联，相互为用。五脏、六腑中任何一个脏腑出现生理功能紊乱，都会影响到其他脏腑，使之产生相应的病理改变，从而影响整个脏腑功能。症状、体征是脏腑功能失调的外在体现，《丹溪心法·能合脉色可以万全》记载："有诸内者，必形诸外。"不同的脏腑，其致病特点各有不同，《素问·至真要大论》记载："诸风掉眩，皆属于肝；诸寒收引，皆属于肾；诸气膹郁，皆属于肺；诸湿肿满，皆属于脾；诸热瞀瘛，皆属于火；诸痛痒疮，皆属于心；诸厥固泄，皆属于下；诸痿喘呕，皆属于上；诸禁鼓栗，如丧神守，皆属于火；诸痉项强，皆属于湿；诸逆冲上，皆属于火；诸胀腹大，皆属于热；诸躁狂越，皆属于火；诸暴强直，皆属于风；诸病有声，鼓之如鼓，皆属于热；诸病胕肿，疼酸惊骇，皆属于火；诸转反戾，水液浑浊，皆属于热；诸病水液，澄澈清冷，皆属于寒；诸呕吐酸，暴注下迫，皆属于热。"后人将此归结为病机十九条，是将五脏、六腑的症状、体征与自然界六气的致病特点进行类比而得出的五脏病机特点，是对五脏系统病机各自基本特点的阐述，每一脏的病机均为孤立的系统病机，因此，必须与具体疾病相结合才具有临床意义。例如，感冒的脏腑病机，初由风寒之邪侵犯机表，卫气奋起驱邪外出，表现为鼻塞、流涕、恶寒、发热等外感症状；若邪气过盛或素体阳虚，邪胜正负，外邪由表入里，首先犯肺，出现咳嗽、气喘等肺脏症状；肺与大肠相表里，寒邪入大肠，出现腹痛、便溏等大肠症状；脾为肺之母，子伤及母，又手太阴肺经起于中焦，环行胃口，肺脏受邪累及脾胃，出现呕吐、纳差等脾胃症状；肺乘肝，出现眼泪汪汪、惊风、抽搐等肝脏症状；肺反侮心，出现烦躁、夜寐不安等心脏症状；肾为肺之子，子病及母，出现小便清长、腰部不适等肾脏症状。可见，脏腑病机并非某一脏腑的病机，而是关于疾病发生、发展的全过程完整病机。

（二）经络病机

人体经络系统有一定的循行路径和方向，经络内属脏腑，外络肢节，循环气血，运行全身。从经络的循行路径方面分析疾病的病变机制则为经络病机。根据"经络所过，主治所及"的思想，以经络为主导的辨证论治是针灸推拿拟方的重要指导原则。张仲景在《伤寒论》中以经络循行和传变为基础，总结了六经辨证的规律，例如：《伤寒论》第1条"太阳之为病，脉浮，头项强痛而恶寒"；第35条"太阳病，头痛发热，身疼腰痛，骨节疼痛，恶风，无汗而喘，麻黄汤主之"。描述了风寒之邪侵犯人体足太阳膀胱经后，在其循行的头颈部、脊柱、下肢后侧路径上出现了相关症状。气血津液为经络的载体，经络病机则是从经络的角度探析脏腑功能的异常变化，表象为经络症状，实为脏腑功能的体现，故而经络病机也是气、血、津液等基本病机在经络层面的具体化。

（三）卫气营血病机

温热病按照卫、气、营、血顺序由表入里的病变机制，反映了人体与疾病在卫、气、营、血四个阶段的病机全貌。《重订广温热论·论温热伏气与新感不同》记载："新感温热，邪从上受，必先由气分陷入血分，里症皆表症侵入于内。"说明卫、气、营、血病机有严格的传变顺序。

卫分证是温热之邪侵及肌表，肺卫失和的温热病初期阶段。"卫"主一身之表，其性属温，属阳，是顾护人体的第一道防线。《素问·痹论》记载："卫（气）者，水谷之悍气也。其气慓疾滑利，不能入于脉也。故循皮肤之中，分肉之间，熏于肓膜，散于胸腹。"且《灵枢·本脏》记载："卫气者，所以温分肉，充皮肤，肥腠理，司开阖者也。"若外邪侵犯人体，卫气首先与之相争，卫气盛则人体无病或表现为相对轻浅的症状。若卫气衰，外邪由表入里，最易逆袭心包，如《温热论·温病大纲》中记载："温邪上受，首先犯肺，逆传心包。肺主气属卫；心主血属营。"可见，卫分证的主要病机为卫气与外邪之间正邪相争的关系。

气分证多晚于卫分证，是邪正交争剧烈的实热阶段。《诸病源候论·气分候》记载："夫气分者，由水饮搏于气，结聚所成，气之流行，常无壅滞，若有停积水饮搏于气，则气分结而住，故云气分。"正气未伤，邪气亦盛为本阶段的特征。《温热论》记载："若邪始终在气分流连，可冀其战汗透邪，法宜益胃，令邪与汗并，热达腠开，邪从汗出。"恰是对应水饮搏于气，从汗解，汗出而气无所附，热自除。《血证论》记载："汗者，气分之水，其源出于膀胱。"汗为水，源于膀胱，故汗出多者，小便少。可见，气搏结于水，结聚不行，水气互结，郁而化热，邪与正交争为气分证的病机。

营分证为气分证的进一步发展，是正气不支，邪热深伏入心包的阶段。营为血中之气，内通于心。《灵枢·营卫生会》记载："人受气于谷，谷入于胃，以传于肺，五脏六腑皆以受气。其清者为营，浊者为卫。营在脉中，卫在脉外。营周不休，五十而复大会。阴阳相贯，如环无端。卫气行于阴二十五度，行于阳二十五度，分为昼夜。"营于脉中，卫在脉外，营卫之间即为气分。《伤寒论》第 53 条记载："病常自汗出者，此为荣气和。荣气和者，外不谐，以卫气不共荣气和谐故尔。以荣行脉中，卫行脉外，复发其汗，则愈，宜桂枝汤。"第 54 条记载："病人藏无他病，时发热、自汗出而不愈者，此卫气不和也，先其时发汗则愈，宜桂枝汤。"荣气即为营气，此自汗、发热的病机为营卫不和，风寒之邪滞留于营卫之间而导致汗出不畅，郁而化热。又《温热论·逆传入营》中记载："前言辛凉散风，甘淡驱湿，若病仍不解，是渐入营分也。营分受热，则血液受劫，心神不安，夜甚无寐，或斑点隐隐。"此夜寐不安，瘾疹之病是由卫分之证未去，邪入营分扰动心神所致。

血分则是温热病病位最深的阶段，邪热深入阴分，耗血动血而扰动心神；正气不足，气不摄血而血行脉外，多有出血或瘀血的征象。《温热论·卫、气、营、血看法》中记载："大凡看法，卫之后方言气，营之后方言血。"血分证是卫气营血传变的第四阶段，心具有主血脉、藏神的功能，血分证病机则是其功能的异常表现。如血分证是《血证论·汗血》记载："心主血分，血分之阴伤，则心气为之不宁候。"因此，血分证病机为邪热深伏，耗损气阴，伤阴动血，表现为心神被扰，血不循经或血行瘀滞等相关症状。

三、证候病机

证候病机是疾病发展过程中某一阶段的病理机制，是以具体疾病的症状、体征为对象。证，指的是机体在疾病发展过程中某一阶段症状、体征的概括，是对疾病的症状、体征进行综合整理、分析、归纳而得出的证候结论。证候病机是就诊时刻证候的病理机制，同样涵盖了病因、病位、病性、病势、邪正关系及预后，其中邪正关系又是病因、病位及病性的决定因素。病位为疾病某一阶段病情的具体定位，是人体全身症状、体征、体现的诸多病位中最具有代表性的病位，具有局部针对性。病性则是疾病某一阶段的邪正关系的本质属性，源于对人体全身症状、体征的综合分析，既包括人体体质的特性，也包括疾病局部病位的性质。病性和病位的关系一定程度上反映了整体观念和辨证论治的关系。因此，有学者提出"先辨病位，再别病性，位性合参，把握动态病机"的辨证思路。

疾病的整体病机是疾病整体机制的概括，不因时间阶段不同而改变，具有整体稳定性。如不寐的病机为阳不入阴，无论疾病发展至任何阶段，其整体病机均不会改变。证候是疾病发生、发展、变化及预后动态过程中某一时间段病情的病理概括，具有阶段性和可变性，不同阶段的证候病机组成了疾病发生、发展、变化的病机过程。例如，咳嗽风寒犯肺证，其病因为感受寒邪，病位在肺卫，病性为寒性，邪正关系为寒邪伤正，邪正相争的结局是正胜邪未入里。若治疗不及时，或失治误治，或护理失当，疾病进一步发展，寒邪入里损伤脾胃，脾失健运，痰湿内生，此时的病位为肺脾，病性为寒性，邪正关系为邪胜正虚，病势为进。

　　证候病机随疾病的动态变化而变化，是辨证论治过程中所要解决的首要问题。辨证论治是中医诊疗疾病必须遵循的准则，更是药物发挥疗效的关键指导依据，包括辨证求因和病机论治两个方面。求因在于寻找疾病发生的原因，并加以辨析区分，以推演疾病发生的根本病机，进而论治之。可见，"证"不是疾病的源头，是探求病机真相的推理证据，病机才是疾病的实质。例如腹泻，不同的证型代表了不同的具体证候病机，寒湿泻为感受寒邪所致，病机以寒湿机制为中心；伤食泻以饮食内伤为因，病机以伤食机制为中心；惊泻为暴受惊恐为由，病机以惊恐机制为中心；湿热泻为感受暑热或湿郁而化热，病机以湿热机制为中心。相同的疾病，不同的阶段证候表现各有不同，只有通过辨识内在的证候病机，才能抓住疾病的本质。因此，辨证应首重辨识病机，抓住病机方能进行有效辨证论治。

　　阴阳、邪正关系、气、血、津液是基本病机的组成内容，不具有直接指导意义。脏腑、经络、病因等系统病机是疾病病机的完整性概括，均未能反映具体时间阶段内疾病具体病情变化的特殊性，也不具有具体而详细的直接指导意义。病变于内，症现于外，证型表现的症状多种多样，最能直接反映证型特征的症状为主症，是以疾病的病因、病位、病性、病势及机体的抗病能力等因素为桥梁，搭建证候与病机之间的空间关系。证候病机是包含时间片段的证候本质，表现了某一时间内的病因、病位、病性、病势及机体的抗病能力等特定关系。在临床诊疗过程中，证候病机是指对基本病机、脏腑、经络、卫气营血等病机进行整理、分析、归纳后得到的某一疾病在某一特定时间内的具体病机，比基本病机、系统病机更具有直接指导意义，也是决定治疗法则和拟方用药的前提，受到历代医家的重视。

　　综上所述，基本病机是疾病机制的整体概括，是对系统病机内容进行的高度提炼，反映了疾病的共性机制。系统病机是组成基本病机分支体系，反映了具体疾病全程的机制。各分支体系又由不同的证候病机组成，而证候病机又来源于对具体疾病证候、体征之间内在关联性的分析、归纳及总结，反映了具体疾病就诊时刻证候的机制。可见，证候病机是病机系统中的最小的病机单位，症状、体征是探求病机的基本元素。因此，病机的思维过程是中医基础理论应用于临床疾病的综合分析过程，须有扎实的中医基础知识和一定的临床诊疗能力作为支撑，才能精准完成病机分析过程。

第二节　小儿推拿之法

　　小儿推拿之法指的是小儿推拿治疗法则，包括治则和治法两个方面。治则是疾病治疗的基本准则，用于指导治法，治法则是针对具体病证而选定的具体方法。

一、治　则

治则对治疗疾病有指导意义，具有普遍性规律，不受疾病的影响，是对疾病的治疗进行大致定向，并不能拟出具体的处方，而治法则是治则的具体方法，是处方设立的直接依据。治则主要包括扶正祛邪、治病求本、调和阴阳、治未病、三因制宜（因人、因时、因地制宜）等方面。

扶正祛邪可调整正气与邪气之间的力量结构。扶正即扶护培补正气以增强体质对抗邪气，祛邪即驱邪外出，两者的目的均是恢复机体的健康状态，然前者的立足点是机体本身的体质，通过增强自我防御能力而间接祛除体内邪气，后者的立足点是病邪，直接祛除体内邪气而愈。《灵枢·经脉》记载："为此诸病，盛则泻之，虚则补之。"盛者实证，虚者虚证，各种疾病，实证者宜用泻法，虚证者宜用补法，即扶正治则用于虚证，祛邪治则用于实证。例如：风寒表实证咳嗽、发热、呕吐等以祛邪为主，内伤久咳、发热、呕吐等以扶正为主。

治病求本，源于《素问·阴阳应象大论》，是针对疾病发生的根本原因而制订的治则。如小儿腹痛、呕吐、厌食症等，其原因有受寒、饮食不洁或不节、惊吓、虫积等，其症状有腹胀，喜温喜按或拒按，恶寒发热，鼻塞流涕，有汗或无汗，大便稀烂或便秘，小便短赤或清长，面色红或苍白，四肢温暖或逆冷，舌质红或淡红，苔薄白或黄腻等。临证治疗需对小儿的临床资料进行综合分析，并掌握各种疾病的发生发展规律才能找到疾病发生的根本原因。若小儿受寒后出现腹痛，腹胀，喜温喜按，恶寒发热，鼻塞，流清涕，汗多，大便稀烂，味道不臭，小便清长，面色苍白，四肢逆冷，舌质淡红，苔薄白，此为小儿感受寒邪，表现为风、寒的病理特点。外犯皮毛腠理，卫阳抗邪而恶寒发热；肺开窍于鼻，寒邪犯肺而鼻塞，流清涕，又肺主通调水道，寒邪随肺下输膀胱而小便清长；肺与大肠相表里，寒邪入大肠而肠道凝滞，腹痛，腹胀，喜温喜按，大便稀烂，味道不臭；寒为阴邪，侵犯人体而表现为面色苍白、四肢逆冷、舌质淡红、苔薄白等的整体征象。因此，其发病的主要矛盾为寒邪犯表并入里。邪之所以从表能入里并出现体内外的寒象，追究其根本原因为小儿平素体质虚寒，卫外不固，内护不强，外寒之邪才能直趋入内，因此，调整虚寒性体质才是治病求本所在。

调和阴阳即调整阴与阳的状态以达到阴阳平衡。《素问·阴阳应象大论》记载："阴阳者，天地之道也，万物之纲纪，变化之父母，生杀之本始，神明之府也，治病必求于本。"治病之本，本于阴阳，阴阳和则人体健康无病，阴阳失和则疾病丛生。可见，疾病的诊疗与防治，起于阴阳而又终于阴阳，如《素问·阴阳应象大论》记载："善诊者，察色按脉，先别阴阳。"《素问·生气通天论》记载："凡阴阳之要，阳密乃固。两者不和，若春无秋，若冬无夏，因而和之，是谓圣度。故阳强不能密，阴气乃绝，阴平阳秘，精神乃治，阴阳离决，精气乃绝。"

治未病已成为养生保健、既病防变，防止复发的指导准则，广泛深入于预防、保健及治疗疾病的体系中。治未病理论源于《素问·四气调神论》中的记载，"是故圣人不治已病治未病，不治已乱治未乱，此之谓也。夫病已成而后药之，乱已成而后治之"。优秀的医者对疾病的发生有先见之明，能做到提前预防，而不是疾病发生以后才进行诊疗。如春季地下阳气升腾，地面寒气未散尽，容易出现"倒春寒"，因此，顺应春天生机勃勃的天气，既鼓励小儿外出活动，又要注意防寒保暖，寒温适宜，以防寒气侵犯人体。对于健康或生长发育迟缓的小儿，也应抓住春天地气上升、阳光温煦的气象，进行饮食、生活、精神、体格方面的保健调节。对于体质虚弱或平素易生病的小儿，春天应注意培补、固护阳气，增强体质。季节与疾病相互影响，应预见脏腑的生克关联性。例如《小儿药证直诀》记载："肝脏病见秋，木旺，肝强胜肺也，宜补肺泻肝……肺病见春，金旺肺胜肝，当泻肺……心病见冬，火旺心强胜肾，当补肾治心……肾病见夏，水胜火，肾胜心也，当治肾……脾病见四旁，皆仿此治之。"又如《难经·七十七难》记载："所谓治未病者，见肝之病，则知肝当传之于脾，故先实其脾气，无令得受肝之邪也，故曰治未病焉。中工治已病者，见肝之病，不晓相传，但一心治肝，故曰治已病也。"肝病者，虽未伤及脾，然肝木克脾土，久之必然伤及脾，故先实脾气以防肝病伤脾。可见，治未病具有深厚的中医内涵。

　　三因制宜即因人、因时、因地制宜。人居天地之间，受天时、地域的影响而与之相适应。《望诊遵经》记载："夫人之有是身也，资始于天，资生于地，禀精气以成形……东方之人多青，南方之人多赤，西方之人多白，北方之人多黑，中央之人多黄，此相应之谓也……是故坚土之人刚，弱土之人柔，垆土之人大，沙土之人细，息土之人美，毛坲土之人丑。山林之民毛而方，得木气多也；川泽之民黑而津，得水气多也；丘陵之民专而长，得火气多也；坟衍之民晰而瘠，得金气多也；原隰之民丰肉而痹，得土气多也。"地域环境影响人体肤色、相貌、体格及体质，形成具有地域特色的民族体魄。《素问·异法方宜论》记载："东方之域，天地之所始生也，鱼盐之地，海滨傍水，其民食鱼而嗜咸，皆安其处，美其食，鱼者使人热中，盐者胜血，故其民皆黑色疏理，其病皆为痈疡……西方者，金玉之域，沙石之处，天地之所收引也，其民陵居而多风，水土刚强，其民不衣而褐荐，其民华食而脂肥，故邪不能伤其形体，其病生于内……北方者，天地所闭藏之域也，其地高陵居，风寒冰冽，其民乐野处而乳食，脏寒生满病……南方者，天地所长养，阳之所盛处也，其地下，水土弱，雾露之所聚也，其民嗜酸而食胕，故其民皆致理而赤色，其病挛痹……中央者，其地平以湿，天地所以生万物也众，其民食杂而不劳，故其病多痿厥寒热。"疾病的类型与地域水土、气候环境、食物属性、生活习惯相关，具有发病的地域共性。例如：久居湿地，人多寒湿；长居风沙之地，人多燥实；多食鱼类，人多痰等。此外，天时运气、人的年龄、病情的程度、病程的长短等方面也是影响疾病发生与预后的重要因素。例如：土旺之年多湿气，年轻力壮者抗病能力强，病情轻者易趋康复，病程长者多耗气伤津等。

　　小儿脏腑功能发育不成熟，生长速度快，人体处于阳气升腾的阶段，虽生病但整体的生长发育状态继续向前。因此，小儿推拿的基本治则也应与小儿的生长发育规律相一致。

二、治　　法

　　《读医随笔》记载："大抵治病必先求邪气之来路，而后能开邪气之去路。"邪有出路是中医临床思维的重要组成部分，对于不同的病邪，治法各有不同，分为整体治法和局部

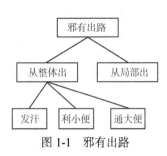

图 1-1　邪有出路

治法两部分（图 1-1）。

整体治法包括汗法、吐法、下法、和法、补法、温法、清法及消法等治疗八法。小儿推拿之汗法，即通过发汗的方法驱邪外出，手法可选开天门、推坎宫、揉太阳、揉耳后高骨、掐揉二扇门、拿肩井、拿风池等。吐法，即通过催吐的方法驱邪外出，手法可选揉天突、板门推向横纹、揉左端正等。下法，即通过通利二便的方法驱邪外出，手法可选清大肠经、揉天枢、推下七节骨、揉龟尾、清小肠、推箕门等。和法，即通过调和阴阳的方法驱邪外出，手法可选分手阴阳、分腹阴阳、推三关与退六腑相结合等。补法，即通过补其不足的方法驱邪外出，分为补阴和补阳两个方面，手法可选补脾经、补肺经、补肾经、揉二马、揉外劳宫等。清法，即通过泻热的方法以泻热邪，手法可选清天河水、退六腑、水底捞明月、运内劳宫、揉涌泉等。消法，即通过消散有形或无形壅滞的方法驱邪外出，手法可选掐四缝、运内八卦、清板门、摩腹、按弦走搓摩、掐揉肾纹等。

局部治法仅是从局部进行治疗，如咽喉疼痛可挤捏天突或疼痛局部的外表皮肤，其他常用的局部治法有穴位拔罐、放血、艾灸、刮痧等。

《伤寒论》第 58 条记载："凡病，若发汗，若吐，若下，若亡血、亡津液，阴阳自和者，必自愈。"阴阳和是健康无病人体的阴阳状态，也是疾病治疗的目标状态，虽然小儿推拿治疗八法驱邪外出的方式不同，其共同的目的都是恢复人体阴阳自和状态，因此，治疗八法也可以整体概括为和法。汗、吐、下、和、补、温、清、消八法，甚至局部治法均为调和阴阳的表现形式。

第三节　小儿推拿之方

处方是用药机制和法则的外在表现形式，由君、臣、佐、使组成。《脾胃论》记载："君药，分量最多，臣药次之，使药又次之，不可令臣过于君，君臣有序，相与宣摄，则可以御邪除病矣。"小儿推拿处方的穴位由主穴和配穴两部分组成，其中主穴相当于中药处方中君药和臣药的组合，配穴相当于中药处方中的佐药、使药。在操作时间上主穴中的君穴操作时间最长，臣穴次之。君穴指的是针对主症或调控疾病整体发展方向的穴位，体现了处方的主攻方向，居方中穴位之首，是组方中不可缺少的穴位，如寒证，寒性是整体方向或主症，以揉外劳宫或推三关为君穴，主温阳散寒。臣穴指的是辅助加强君穴功效的穴位，如寒证的病位在脾，臣穴可选补脾经，健脾和胃以散脾寒，加强君穴温阳散寒的功效，达到调控整体病性与针对性治疗局部病位的目的，体现了中医学整体观念和辨证论治的指导思想。佐穴是用于治疗兼次症的穴位，或是为了减缓君穴的烈性，与君穴属性相反而又能在治疗中起相辅相成作用的穴位，如为缓解上述揉外劳宫的温性，选取清天河水或退六腑，并按照一定的比例配合使用，使温性穴位温阳散寒而火不上炎。使穴一般是引经穴位，指的是处方中具有调畅气机或具有调和诸穴作用的穴位，如运内八卦、揉膻中、揉总筋、分手阴阳等。根据穴位的重要性，一张处方中的君、臣、佐、使穴也可以概括为主穴和配穴，主穴即君穴与臣穴的组合，一般在 3 个穴位以内，配穴为佐、使穴，其操作时间根据具体的需要而定。例如，气虚自汗者，整体病性为气虚，病位在脾，以健脾益气为主要治法，其主穴中君穴为推三关，臣穴为补脾经；寒湿腹泻者，整体病性为寒，病位在脾，以温阳散寒、健脾祛湿为主要治法，其君穴为揉外劳宫，臣穴为补脾经；实热便秘者，整体病性为热，病位在大肠，以清热通便为主要治法，其君穴为退六腑，臣穴为清大肠经。

小儿推拿的主穴还可以根据病机而拟定，例如，呕吐的病机为胃失和降，胃气上逆，治宜和胃降逆，病机处方的主穴为横纹推向板门与推天柱骨，两者共奏降逆止呕之功。不寐的病机为阳不入阴，病机处方的主穴为分手阴阳，捣小天心，补肾经。分手阴阳调和阴阳，捣小天心清心安神，补肾经补肾引火归原，其与捣小天心共奏水火既济之功。

第四节　小儿推拿之术

"术"的含义广泛，其中就有方法、策略之意。古代中医分十三科，治疗方法分为外治法和内治法，外治法有针灸、推拿、拔罐、艾灸、烫熨、贴敷、放血、刮痧等，内治法主要为中药口服。可见，以中药内服为代表的内治法只是中医疗法之一，外治法比内治法的内容更为丰富，中医治疗之"术"多种多样。

小儿推拿之"术"，即为手法，手法同针药，有调整脏腑功能的作用。《幼科铁镜·推拿代药赋》记载："寒热温平，药之四性。推拿揉掐，性与药同，用推即是用药。"可见，小儿推拿是以手法代替药物，也具有中药寒、热、温、凉和升、降、沉、浮的特性。例如：揉外劳宫性温热，具有温阳散寒、升阳举陷、发汗解表的功效，主升发，主治一切寒性病症，与中药麻黄、桂枝、干姜等药性、功效相当；退六腑性寒凉，具有清热、凉血、解毒的功效，主降泻，主治一切温病热入营血等实热之证。在时间剂量方面，穴位的操作时间与药物的剂量相对应。在拟方操作方面，中药拟方后患者自行服药即可，小儿推拿在完成拟方后，尚需进行推拿操作方可取效，而在操作过程中的诸多因素，如力度、频率、节律、方向等，均可能影响推拿的疗效。熟练掌握穴位的定位、操作、属性、功效，并灵活运用是小儿推拿临床必不可少的组成部分，但是对穴位、手法的熟练并不代表就能取得良好的疗效，就像对药物性味、功效很熟悉的药师，也很难开出一张疗效显著的处方一样，只因手法的背后必须有"理、法、方"的理论支撑，并非药物或穴位的简单组合。可见，穴位、手法只是小儿推拿的组成部分之一，熟练手法、掌握穴位并不代表擅长小儿推拿，一张行之有效的推拿处方须有正确的"理、法、方"理论支撑及恰当的"术"操作规程，且前者的重要性甚重于后者，因其蕴含了丰富的中医理论知识，而中医的理论知识是支撑中医学传承创新的精髓所在，也是有别于现代医学的关键环节。

古人对术的解释如下：

《战国策·魏策》曰："臣有百胜之术。"指方法、策略。

《三国志·诸葛亮传》曰："孤不度德量力，欲信大义于天下，而智术浅短，遂用猖獗，至于今日。"特指君主控制和指挥臣下的策略、手段。

《说文》曰："术，邑中道也。"指城邑中的道路。

《师说》曰："闻道有先后，术业有专攻，如是而已。"指学说。

一、手法的补泻

小儿推拿有严格的补泻要求，由于小儿推拿流派经验传承的偏向性，小儿推拿手法的补泻要求虽尚未达到完全统一，但在一定程度上达成了一致。手法操作的力度轻、时间长、频率及速度慢者为补法，反之为泻法；上肢部五经穴旋推指腹末节罗纹面或由指尖推向指根为补法，反之为泻法；顺着经络循行方向推动为补法，反之为泻法；顺时针摩腹为泻法，反之为补法。上述补与泻的手法均衡操作则为平补平泻法。

二、手法的时间

（一）以年龄为依据的手法时间

小儿推拿手法的操作时间是手法效应的载体，不同年龄、体质及病情的小儿，其手法操作的时间各异。小儿生长发育迅速，不宜过度清泻。一般情况下：1 岁以前补法为 1～2 分钟，泻法为 0.5～1 分钟；1～2 岁补法为 2～3 分钟，泻法为 1～2 分钟；3～5 岁补法为 3～4 分钟，泻法为 1～3 分钟；6～7 岁补法为 4～6 分钟，泻法为 1.5～4 分钟。小儿推拿的时间剂量也可以按照每分钟 150～200 次计算。年龄越小、体质越好、病情越轻，其操作时间越短，反之时间越长。还需结合穴位在处方中的重要性进行考量，如为主穴，手法操作的时间最长。此外，具体操作时还应结合推拿后小儿的机体反应情况，并在整体评估小儿推拿的疗效后进行适当加减。

（二）以藏象之数为依据的手法时间

中医学是以传统朴素的唯物主义哲学，如以整体观念、精气学说、阴阳学说及五行学说等思想为理论依据，遵循"有诸于内，必形诸外"的诊察观，内者为内在脏腑，外应者为外在表现，通过外在的表现推测内在脏腑的病变，即藏象理论。"藏象"一词，首见于《素问·六节藏象论》。藏，指隐藏于体内的脏器；象，一指脏腑的解剖形态，"象者，像也"，二指脏腑的生理病理表现于外的征象。因而藏象也称为脏象。象也是《周易》的核心思想，是类分事物的根据。《周易》记载："易者，象也；象也者，像也。"又《河洛精蕴》记载："岂知图、书、卦、画，即脏腑脉候之影，脏腑脉候，即图、书、卦、画之形。象数同源，天人一贯，千古其谁觉之哉！"《周易》之图、书、卦、画为脏腑脉候的外在映象，而图、书、卦、画是以先天之数为表现形式。可见，象与数均同源于脏腑脉候，是内在脏腑脉候的外在表现。《素问·金匮真言论》记载："东方青色，入通于肝……其数八，是以知病之在筋也，其臭臊。南方赤色，入通于心……其数七，其臭焦。中央黄色，入通于脾……其数五，其臭香。西方白色，入通于肺……其数九，其臭腥。北方黑色，入通于肾……其数六，其臭腐。"藏象与数相互对应，肝脏之数为八，心脏之数为七，脾脏之数为五，肺脏之数为九，肾脏之数为六。

对于五行之象，《尚书》记载："木曰曲直，金曰从革，火曰炎上，水曰润下，土爰稼稿，此五行之性也。"五行之中五种事物的象性皆不同，然皆有阴阳二性，阴阳之中又可以再分阴阳。《启蒙》记载："天地之间，一气而已。分而为二，则为阴阳，而五行造化、万物始终……盖其所以为数者，不过一阴一阳，以两其五行而已。所谓天者，阳之轻清而位乎上者也。所谓地者，阴之重浊而位乎下者也。阳数奇，故一、三、五、七、九皆属乎天，所谓天数五也。阴数偶，故二、四、六、八、十皆属乎地，所谓地数五也。天数地数，各以类而相求，所谓五位之相得者然也。天以一生水，而地以六成之。地以二生火，而天以七成之。天以三生木，而地以八成之。地以四生金，而天以九成之。天以五生土，而地以十成之。"天地之间，天为阳，地为阴，五行与象数之间，奇数一、三、五、七、九为天之阳数，偶数二、四、六、八、十为地之阴数。天地阴阳之数与五行相生相应，即一六之数生成水，二七之数生成火，三八之数生成木，四九之数生成金，五十之数生成土，恰如《周易》记载："一六合于水，二七合于火，三八合于木，四九合于金，五十合于土也。"

　　五行与五脏相对应，脏与腑相表里，五脏为阴，六腑为阳（三焦除外），奇数阳，偶数阴，故而肝之数为八，胆之数为三；心之数为二，小肠之数为七；脾之数为十，胃之数为五；肺之数为四，大肠之数为九；肾之数为六，膀胱之数为一。脏腑表里相互为用，其数相通（图1-2）。

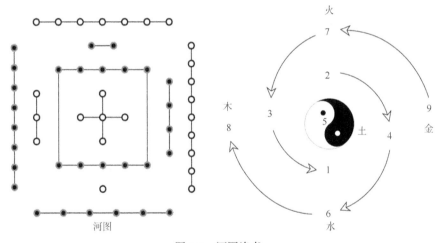

河图

图 1-2　河图洛书

　　根据上述藏象之数，可选择相关的脏腑之数作为操作时间。例如，肺脏病变时，以 4 或 9 为数；肝脏病变时，以 3 或 8 为数；心脏病变时，以 2 或 7 为数；脾脏病变时，以 5 或 10 为数；肾脏病变时，以 1 或 6 为数。例如牡蛎散，黄芪益气可与补脾经、推三关健脾益气之功同，补肺经、揉肾顶可与麻黄根固表敛汗之功同，清天河水可与浮小麦清心热之功同，捣小天心可与牡蛎安神潜阳之功同。拟出小儿推拿的处方组成为补脾经、推三关、补肺经、揉肾顶、清天河水、捣小天心。自汗的病性为气虚，病位主要在脾，因脾胃为气血生化之源，脾气足则气能固摄汗液，故推三关、补脾经为主穴。根据证候病机中病性具有整体的主导作用，可选温性的推三关为君穴，时间剂量可选 5 分钟为单位；病位为辨证针对性所在，故以补脾经为臣穴，其余穴位为辅助穴位。根据需要选择与之相关的时间剂量，入补肺经 4 分钟补肺益气以固护肺卫之皮毛腠理，揉肾顶 1 分钟收敛元气以固表止汗，清天河水、捣小天心各2分钟清心安神以潜阳。故牡蛎散的小儿推拿处方为：推三关5分钟，补脾经5分钟，补肺经4分钟，揉肾顶1分钟，清天河水2分钟，捣小天心2分钟。

相对于麻黄汤，揉外劳宫、揉二扇门及清小肠功同于麻黄发汗解表，宣肺平喘，利水消肿，推三关功同于桂枝发汗解肌，温经通络，助阳化气，清肺经、逆运内八卦功同于杏仁平喘降气，分手阴阳功同于炙甘草调和阴阳气机。外邪犯肺，腠理闭塞，肺失宣肃，水泛高原，病性为风寒，病位主要在肺，次在膀胱，治以发汗利尿，使邪从汗、小便出，故选具有温阳散寒、宣肺平喘的揉外劳宫、揉二扇门组合为君，时间剂量可选4分钟或9分钟为单位，具有病位特征的清肺经为臣，其余穴位为辅助穴位，根据需要选择与之相关的时间剂量。

小儿推拿的理、法、方、术的诊疗体系是中医基础理论运用于小儿推拿临床的经验总结，理、法是基础，是方的指导思想，术是方的内容，最终又通过术验证理、法、方的正确性。可见，脱离理、法、方的小儿推拿手法，犹如无根之树，难以保证临床疗效。因此，一张小儿推拿处方是在储备了一定中医基础知识和一定临床经验的前提下，经过严谨的理、法、方、术思维过程而拟定的，并且通过正确的手法操作，方能取得最佳的疗效，这也就意味着小儿推拿学习并非通过短期的手法集训就能一蹴而就。此外，小儿推拿流派众多，各家学说各有所长，立法遣方各有特色，各流派也有自成体系的手法操作经验，无法以一家而通论全部。

第二章 中医概要

第一节 五行与脏腑

一、五　行

（一）五行的概念和性质

五行，指木、火、土、金、水五类物质及其运动变化。《尚书》记载"鲧堙洪水，汩陈其五行"，并对五行的特性从哲学高度做了抽象概括，指出："五行，一曰水，二曰火，三曰木，四曰金，五曰土。水曰润下，火曰炎上，木曰曲直，金曰从革，土爰稼穑。"世界万物均可以通过取象比类而确定其五行归属，相互关联的事物也可以通过推演络绎而确定其五行属性。

（二）五行的生克制化关系

五行相生主要指五行之间正常的互为资生关系，表现为五行之间的相生，即木生火，火生土，土生金，金生水，水生木。木生火，钻木取火便最为形象。火生土，火焰燃烧后留下灰烬。土生金，金埋藏于土里被挖出来。金生水，金高温熔化后呈现液态。水生木，木生长需要水的灌溉。

五行相克指五行之间正常的相互制约关系，表现为五行之间次序的间隔克制，即木克土，土克水，水克火，火克金，金克木。木克土，树木能冲破泥土发芽生长，木植根于土下留住泥土。土克水，泥土能阻止洪水决堤。水克火，水能灭火。火克金，火能熔金。金克木，斧头能砍树木。《黄帝内经》把相克关系称为所胜和所不胜关系，克我者为我所不胜，我克者为我所胜。

五行制化（图 2-1）是其相生相克的联合表现，五行之中任何一行均有生我和我生、克我和我克的关系，如火能生土，火由木生，火能克金，火被水克；水能生木，水由金生，水能克火，水被土克。有生必有克，生克之间，相反相成，使事物之间在不平衡与平衡之间不断变化，推动事物的动态发展。

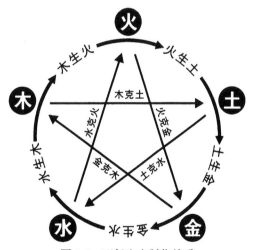

图 2-1　五行生克制化关系

（三）五行的相乘、相侮和相及关系

相乘、相侮是五行之间异常的克制关系。乘即欺负之意，五行之中某一行的过度强大，使其所胜之行无力承受，或五行之中某一行过度虚弱，无法承受其所不胜之行的正常克制而出现相应的病理表现，均称为相乘，因此，相乘是相克的病理表现。五行相乘的次序与相克相同，即木乘土，火乘金，土乘水，金乘木，水乘火。例如，木旺太过，土无力承受木的过度克制而出现土的症状；土不及，无力承受木的正常克制也出现土的症状。两者均表现为土的症状，然前者为实证，后者为虚证。小儿先天肝常有余，脾常不足，木乘土更为常见。

侮即欺侮之意，五行之中某一行对其所不胜一行的反向克制，称为相侮，又称反侮，表现为五行之间相克的反向顺序，即土侮木，金侮火，水侮土，木侮金，火侮水。土旺太过，不仅乘其所胜之水，而且反侮其所不胜之木，从而出现水、木的病理表现；土不及，其所不胜之木来克，而且其所胜之水来反侮，从而出现土的病理表现。可见，同一行的病变，因其本身太过与不及而出现的病理表现各不相同，相乘、相侮同时存在。

"及"即连累之意，五行之中的相生关系又称母子关系，生我者为母，我生者为子，每一行都有我生和生我的身份，我既是子，也是母。母生病可以累及子，子生病也可以累及母，五行之间便有了母病及子、子病及母的相及关系。表现为五行之间的顺序相生的病理关系，即木病及火，火病及土，土病及金，金病及水，水病及木，此为母病及子，反之则为子病及母。例如，金既土之子，又是水之母，金旺太过生水有余，又盗土气，从而出现土、金、水的病理表现，金旺太过而乘木，反侮火而同时并见木、火的病理表现；金不及，无力生水，土来支援而出现土、金、水的病理表现，金不及而火来乘之，木来反侮而出现木、火的病理表现。可见，五行之中一行的太过与不及，均可能牵动五行的整体出现相应的病理表现，太过者表现为实证，不及者表现为虚证。相乘、相侮及相及之间并非独立存在，而是相互影响的，彼此间动态消长平衡。

（四）五行与脏腑

根据五行的抽象属性，归纳脏腑的五行属性是中医学的重要内容。木曰曲直，向上生长、生发、条达、疏畅、向外延伸的属性，与肝喜条达、恶抑郁的属性相对应，故肝属木。火曰炎上，温热似骄阳、炎上、精力充沛的属性与心主血脉、主神明的属性相对应，故心属火。土爱稼穑，似大地母亲孕育万物，生化、承载、受纳的属性与脾主运化、为气血化生之源的属性相对应，故脾属土。金曰从革，沉降、清肃、收敛的属性与肺肃降、通调水道、下输膀胱的属性相对应，故肺属金。水曰润下，滋润、下行、寒凉、闭藏的属性与肾藏精、主水的属性相对应，故肾属水。

五行的生克制化关系与相乘、相侮、相及关系和五脏一一对应，息息相关。木生火即肝生心，火生土即心生脾，土生金即脾生肺，金生水即肺生肾，水生木即肾生肝，此为五脏相生。木克（或乘）土，即肝克（或乘）脾；土克（或乘）水，即脾克（或乘）肾；水克（或乘）火，即肾克（或乘）心；火克（或乘）金，即心克（或乘）肺；金克（或乘）木，即肺克（或乘）肝，此为五脏相克或相乘。土侮木即脾侮肝，金侮火即肺侮心，水侮土即肾侮脾，木侮金即肝侮肺，火侮水即心侮肾，此为五脏相侮。木病及火即肝病及心，火病及土即心病及脾，土病及金即脾病及肺，金病及水即肺病及肾，水病及木即肾病及肝，此为五脏母病及子，反之则为五脏子病及母。

除了五脏以外，人体的六腑、五官、形体、情志、五声、变动也可以归属其五行属性，与自然界的五音、五味、五色、五化、五气、五方及五季等形成了五行系统（图 2-2）。

自然界							五行	人体							
五音	五味	五色	五化	五气	五方	五季		五脏	五腑	五官	五体	五志	五液	五脉	五华
角	酸	青	生	风	东	春	木	肝	胆	目	筋	怒	泪	弦	爪
徵	苦	赤	长	暑	南	夏	火	心	小肠	舌	脉	喜	汗	洪	面
宫	甘	黄	化	湿	中	长夏	土	脾	胃	口	肉	思	涎	缓	唇
商	辛	白	收	燥	西	秋	金	肺	大肠	鼻	皮	悲	涕	浮	毛
羽	咸	黑	藏	寒	北	冬	水	肾	膀胱	耳	骨	恐	唾	沉	发

图 2-2 五行系统

二、脏 腑

脏腑包括五脏和六腑，五脏即肝、心、脾、肺、肾的合称，六腑即胆、胃、小肠、大肠、膀胱、三焦的合称。《素问·五脏别论》记载："所谓五脏者，藏精气而不泻也，故满而不能实。六腑者，传化物而不藏，故实而不能满。"五脏的功能为贮藏经气而不外泻，故应保持饱满而充实；六腑多为空腔脏器，其功能传而不藏，故应实而不能满。

（一）五脏

1. 心 居五脏最高位，为君主之官，阳中之阳，五脏六腑之大主。心的主要生理功能为主血脉和藏神。心主血脉，血行脉中，心中阳气的推动作用、充盈血液及畅通脉道的作用使血液周流全身，周而复始，循环不息，人体的面色、舌色、唇色、肤色红润而温暖，脉象充盈。脉道空虚，血行不畅则出现面色、舌色、唇色、肤色淡白或暗淡，形寒畏冷等表现；心火亢盛，血行加速而出现面赤、口渴、身热、舌尖红等表现。心藏神，主宰人体一切的生命活动，与人体的精神意志紧密相关，心烦、失眠、多梦、健忘、神昏等均为心神失藏的表现。

此外，心主丙丁之日，为手少阴心经和手太阳小肠经主治，在色为红，在志为喜，在液为汗，在体合脉，开窍于舌，其华在面，位居南方。

2. 肺 居相位，为相傅之官，为阳中之阴。肺的主要生理功能为主气、司呼吸，通调水道，宣散卫气，朝百脉、主治节。肺为呼吸的门户，主清气的吸收与浊气的排出，包括宣发和肃降两个方面，宣发即肺气向上向外的运动，使卫气外散而皮肤温暖，腠理开阖而汗出。若外邪犯肺，卫阳被遏而出现恶寒发热、寒战、无汗等表现。若肺气不足，卫气耗损则出现恶寒发热、汗出等表现。肃降即肺气向内向下运动，且肺气下归终于肾，故《类证治裁》记载："肺为气之主，肾为气之根。"若肺气肃降功能失调，肺气上逆而出现咳嗽、胸闷等表现。肺主通调水道指肺气宣发和肃降作用推动体内津液的输布、运行和排泄，向上向外到达毛孔而从汗出，向内向下到达膀胱而从小便出。寒邪犯肺，下入膀胱而小便清，化热而小便黄。肺的宣散卫外功能是以肺主气及肺的宣发功能为载体，在气的推动下，将卫气散达人体肌表而发挥其温煦、固护及调节腠理的作用。肺朝百脉，通过肺气的宣发和肃降将血液输送至全身，助心行血而达到主治节的目的。

此外，肺主庚辛之日，为手太阴肺经和手阳明大肠经主治，在色为白，在志为悲，在液为涕，在体合皮，开窍于鼻，其华在毫毛，位居西方。若皮毛失养则出现皮肤毫毛稀疏、皮肤暗淡无光泽等表现；若鼻窍失养则出现鼻塞、流涕、打喷嚏等表现。

3. 脾　居仓廪位，为仓廪之官，五味之所，为阴中之至阴。脾的主要生理功能为主运化、升清、统血。脾主运化，表现在两个方面。一是脾助胃腐熟水谷，并分为精微和食物残渣两部分，精微部分由脾直接运输到全身，或在脾气的推动下助胃肠吸收而散布全身，发挥营养作用。若脾运化水谷失常则水谷腐熟不完全而食物残渣下降大肠，出现大便溏烂，甚至完谷不化等表现；精微物质吸收不足，气血生化之源缺乏而出现少气懒言、神疲乏力等气虚表现，面色、口唇苍白，手足逆冷等血虚表现，肌肉不实、形体消瘦等肌肉失养的表现。二是脾对水液进行吸收、输布，并转化为精微物质而濡养全身，以防水液在体内停滞而出现水肿。脾的运化将体内多余的水分转输至肺和肾，并通过肺的宣发、肃降和肾的气化作用形成汗液、尿液，排出体外。脾主升清，清即精微物质，脾气主升，将精微物质上输至心、肺、头、目，借助肺朝百脉、心主血脉的作用转化为气血而营养全身。若脾升清无力，精微物质无法上输而出现头晕、乏力、气短、脉弱等表现。脾主统血，统即统摄之意，脾吸收运化精微物质，使气血生化有源，气足则固摄有力，血行脉内无以外泄。若脾不统血则出现各种出血证，如崩漏、紫癜、瘀斑、鼻衄等。可见，脾的运化、升清、统血是以脾吸收精微物质化生气血为前提的。

此外，脾主戊己之日，为足太阴脾经和足阳明胃经主治，在色为黄，在志为思，在液为涎，在体合肉，开窍于口，其华在唇，位居中央。

4. 肝　居将军位，为将军之官，为阴中之阳。肝的主要生理功能为主疏泄、藏血。肝为刚脏，主升发，肝主疏泄的功能主要为调畅气机，助脾胃运化，影响情志活动，助胆汁生化与排泄，影响男子排精和女子月经等。肝主藏血主要表现为储藏血液，调节血量及防止血溢脉外，肝藏血是调节血量和防止血液外泄的前提。若肝脏升发太过则出现烦躁、抽搐、肌肉痉挛、筋骨屈伸不利等表现；若肝失条畅则出现抑郁、焦虑、喜太息、呃逆、女子月经不调、男子遗精，甚至不孕不育等表现；若肝失藏血则出现各种出血证。

此外，肝主甲乙之日，为足厥阴肝经和足少阳胆经主治，在色为青，在志为怒，在液为泪，在体合筋，开窍于目，其华在爪，位居东方。若目失所养则出现眼睛干涩、目赤疼痛、畏光流泪等表现；若筋、爪失所养则出现手指痉挛或痿软无力、指甲枯槁、关节活动不利等表现。

5. 肾　居作强之位，为作强之官，为阴中之阴。肾的主要生理功能为主藏精，主水、纳气。肾为先天之本，主藏精即储存、封藏精气。肾中之精主要来源于父母的生殖之精和出生后从食物中吸收的营养物质及脏腑所生化的精微物质，前者为先天之精，后者为后天之精。精化为气，经三焦布散全身而促进机体生长发育和生殖，调节机体代谢和生理功能。肾主水，有水脏之称，主持和调节人体的津液代谢，一是对参与津液代谢的各个器官有调节作用；二是肾脏为津液代谢的必经脏腑。肾阴肾阳为人体阴阳的根本，肾阳的气化作用使水液蒸腾转化为尿液，下注于膀胱而排出体外。腰为肾之府，若肾阳不足，腰失温阳则出现腰部酸软疼痛；肾阳不足，无力蒸腾水液则出现小便清长，甚至遗尿等表现。若肾阴不足，肌肉筋骨失养而虚火上炎，出现五心烦热、腰膝酸软、皮肤干燥、烦躁等表现。肾居五脏之最低位，主纳气，助肺气肃降，并收纳于肾内，使吸气保持一定的深度。故《医碥》记载："气根于肾，亦归于肾，故曰肾纳气，其息深深。"若肾不纳气则出现呼吸急促、气喘、呼多吸少等表现。

此外，肾主壬癸之日，为足少阴肾经和足太阳膀胱经主治，在色为黑，在志为恐，在液为唾，在体合骨，开窍于耳和二阴，其华在发，位居北方。

掌握五脏的生理功能是了解五脏病理变化的前提，更是五脏辨证的基础。

（二）六腑

六腑是胆、胃、大肠、小肠、膀胱、三焦的总称，其主要功能为腐熟、传化饮食和水液。六腑以降为和，如《灵枢·五脏别论》记载："水谷入口，则胃实肠虚，食下，则肠实而胃虚。故曰，实而不满，满而不实也。"六腑为空腔脏器，可以盛满有形之物，却不能结实，不然无以通降。

1. 胆　为中正之官，主决断，储存、排泄胆汁。如胆气不足则胆怯，喜蜷缩；胆汁外泄则口苦，不欲饮食。肝与胆相表里，肝主谋略，胆主决断，两者相辅相成。

2. 胃　为"太仓""水谷之海"，主受纳、腐熟水谷，主通降，以降为和。胃接受经口、食管的水分与食物，并将其腐熟分为营养物质和食物残渣两部分，营养物质通过脾的升清功能而上升入肺，经血脉循行全身，其中产生的水分随肺的通调水道功能下降于膀胱；食物残渣下降至小肠。若胃阳不足则无力腐熟水谷，则有大便夹有未消化的食物残渣，味道酸臭，量多等表现；若通降失常则有胃胀、胃痛、呕吐、呃逆、泛酸、口臭等表现。

3. 小肠　为受盛之官，能受承、化物、泌别清浊。小肠先接纳胃中下行的食物残渣和水分，然后进一步腐熟，并通过泌别清浊的功能分为精微物质、第二次消化的食物残渣和水分三部分，其中营养物质随脾的升清作用营养全身；水分随肾的气化作用化为尿液，经小肠藏于膀胱；第二次消化的食物残渣下降为大肠。若小肠功能失调则水分、食物残渣、精微物质等无法区分，直接下降入大肠，使大便稀烂，甚至呈水样，水分不经肾的气化作用，不从小便出，导致小便量少等。

4. 大肠　为传导之官，接受来自经小肠第二次消化的食物残渣，并将其转变为糟粕，通过肛门排出体外。胃、小肠、大肠三者位居中下焦，接受来自上一级的物质，进行再次转化并往下推降，逐层实现了腐熟和通降功能，《灵枢·本输》记载："大肠、小肠，皆属于胃,是足阳明也。"《灵枢》还记载:"手阳明大肠,手太阳小肠,皆属足阳明胃……大肠、小肠受胃之荣气,乃能行津液于上焦,溉灌皮毛,充实腠理。"因此,大肠、小肠皆属于胃,为胃功能的延续。此外,《医经精义·脏腑之官》记载:"大肠之所以能传导者,以其肺之腑,肺气下达,故能传导。"大肠的传导功能有赖于肺气的肃降作用。

5. 膀胱　为州都之官。膀胱中的尿液,一是接受肺通调水道而下输的水液,二是接收来自小肠的大部分水分,两者通过肾的气化作用生成尿液,通过肾气的固摄作用储藏于膀胱,并借助肾和膀胱的气化作用而排出体外。

《素问·经脉别论》曰:"饮入于胃,游溢精气,上输于脾。脾气散精,上归于肺,通调水道,下输膀胱。水精四布,五经并行,合于四时,五脏阴阳,揆度以为常也。"

6. 三焦　为决渎之官,能通行水道,三焦之中,上焦包括心、肺,中焦包括脾、胃、肝、胆,下焦包括小肠、大肠、肾、膀胱。三焦通行元气,运行水液,全赖气之升降出入,气滞则水液通行受阻,如《类经·藏象类》记载:"上焦不治则水犯高原,中焦不治则水留中脘,下焦不治则水乱二便。三焦气治,则脉络通而水道利,故曰决渎之官。"上焦不利水凌心肺则有心慌、胸闷、胸痛、气促、水肿等表现;中焦不利则有胃脘痛、胃胀、呕吐、呃逆、口苦、胸胁满闷、善太息等表现;下焦不利则有小便少、大便稀烂,甚至呈水样等表现。

五脏与六腑表里相应,功能互补,掌握其生理功能是了解其病理变化的前提和基础。

《素问·灵兰秘典论》记载:"心者,君主之官也,神明出焉。肺者,相傅之官,治节出焉。肝者,将军之官,谋虑出焉。胆者,中正之官,决断出焉。膻中者,臣使之官,喜乐出焉。脾胃者,仓廪之官,五味出焉。大肠者,传导之官,变化出焉。小肠者,受盛之官,化物出焉。肾者,作强之官,伎巧出焉。三焦者,决渎之官,水道出焉。膀胱者,州都之官,津液藏焉,气化则能出矣。"

第二节　中医辨证

中医辨证是以四诊资料为基础,并通过司外揣内、见微知著及以常达变等基本原理对四诊资料进行综合分析,从而确定中医辨证分型。辨证是中医论治的重要环节,包括八纲、卫气营血、脏腑、经络、运气体质等辨证。

八纲包括阴阳、表里、寒热、虚实八个方面,八纲辨证即上述八个方面的辨证。阴阳是事物分类的第一层次,世界上的万事万物都可以分为阴阳两个方面,阴阳之中又可再分阴阳。阴阳是八纲辨证的开始,统领表、里、寒、热、虚、实六个方面,其中里、寒、虚为阴,表、热、实为阳。表、里可再分寒、热、虚、实,寒、热、虚、实也可以再分表里,即表里的寒、热、虚、实四个方面和寒、热、虚、实的表里两个方面,两者相互包含。虚实的具体内容包括阴、阳、表、里、寒、热、气、血、痰、湿、食、郁、瘀等方面,可单独或夹杂出现。寒热本属阴阳,其具体内容包括表、里、虚、实、气、血、痰、湿、食、郁、瘀等方面,亦可单独或夹杂出现。八纲的寒、热、虚、实也是病性的组成部分,寒、热是邪正斗争的属性,虚、实是邪正斗争的盛衰。疾病的发生、发展源于邪正斗争的结局,邪胜则病进，正胜则病退，邪正相持则病缠绵。因此，病性影响了疾病发生、发展、变化及预后的各个阶段和疾病的整体趋势。病性的表证、里证，即表寒证、表热证、表虚证、表实证、里寒证、里热证、里虚证、里实证八证涵盖了八纲辨证之中的表、里、寒、热、虚、实六个方面的内容，而且，此八证又可以再分阴阳。因此，以表里、阴阳为细则的病性辨证，在一定程度上，代表了八纲辨证。

脏腑辨证则是从脏腑方面对八纲辨证进行分类，其组成内容为脏腑主症加八纲辨证。鉴于病性对疾病、病证影响的重要性及其与八纲的关系，脏腑辨证又可概括为脏腑主症加病性辨证，即脏腑主症加病性之表证或里证，如风寒咳嗽者为肺脏主症加表寒证，风热咳嗽者为肺脏主症加表热证，痰湿咳嗽者为肺脏主症加痰湿（里实）证，阴虚咳嗽者为肺脏主症加阴虚（里虚）证。

卫气营血辨证是从疾病的程度方面对四诊资料进行归类分证，实为疾病表里病位的进一步细化，即卫分证为表证，气、营、血分证为里证，三个层次逐渐加重。

经络辨证是以经络的循行路径为基础病变的辨证，与经络及相对应的脏腑密切相关。

运气体质辨证是以当年五行岁运为依据的辨证，体现了天时与体质或致病特点的关联性。

一、八 纲 辨 证

《黄帝内经》中虽无"八纲"之名，但有散在的论述，基本确立了相互的辨证关系。张仲景的《伤寒杂病论》已运用八纲对疾病进行辨证论治，且张景岳在《景岳全书》中提出二纲统六变，并以此作为辨证纲领。

八纲辨证是以阴阳、表里、寒热、虚实作为辨证纲领，主要用于辨别疾病的四大方面：病症类别的阴阳、病变部位的深浅、病情性质的寒热、邪正斗争的盛衰。八纲之间既相互联系、相互转化，又相互区别、相互错杂。八纲辨证是辨证的基础，也是诊治疾病的关键所在，须掌握其要领，确定证型，才能拟定正确的治疗方案，达到治疗的目的。

（一）阴阳辨证

阴阳辨证可用于辨别疾病的属性。

1. 阴证 多见于抑制、沉静、衰退、晦暗等表现的里证、寒证、虚证。

（1）证候表现：面色㿠白或暗淡，精神萎靡，畏寒肢冷，倦怠乏力，语声气怯，口淡不渴，小便清长或短少，大便稀溏，舌淡胖，指纹沉，脉沉迟、无力。

（2）要点：表现为向内、向下性质的症状。

2. 阳证 多见于躁动、亢进、明亮等表现的表证、热证、实证。

（1）证候表现：面红目赤，烦躁不安，呼吸气粗，语声高亢，口干喜饮，小便短赤涩痛，大便秘结，舌绛红，苔黄黑起刺，指纹浮，脉浮数、洪大。

（2）要点：表现为向外、向上性质的症状。

（二）表里辨证

表里辨证可用于辨别病变部位的内外浅深。

1. 表证　多见于六淫疫疬邪气经皮毛、口鼻侵入机体初期所产生的证候。

（1）证候表现：初起恶风寒，或发热与恶寒并见，头身疼痛，鼻塞流涕，咽痛，咽痒、咳嗽，舌质淡红，苔薄白或薄黄，指纹浮，脉浮。

（2）要点：表现为浮、薄性质的症状，指纹浮。

2. 里证　病变部位在内，以脏腑、气血、精髓受病为主要表现。

（1）证候表现：病因复杂、病位广泛、症状繁多，凡非表证（半表半里证）的特定证候，大多属于"里证"范畴，以脏腑症状为主要临床表现。

（2）要点：起病较缓，病程较长，病位较深，且无新起寒热并见，指纹沉。

3. 半表半里证　指邪正相搏于表里之间，未完全达表，又未完全入里。

（1）证候表现：寒热往来，胸胁苦满，心烦喜呕，默默不欲饮食，口苦，咽干，目眩，脉弦。

（2）要点：寒热往来，伴随肝胆证候。

（三）寒热辨证

寒热辨证可用于辨别疾病的性质。

1. 寒证　多见于寒邪侵袭或阳虚阴盛所致的具有凉、冷特点的证候。

（1）证候表现：恶寒或畏寒，喜暖，冷痛，肢体蜷卧，鼻涕、咳痰清稀，小便清长，大便稀溏，面色白，舌淡，苔白润，指纹红，脉紧或迟。

（2）要点：表现为冷、白、迟、清、蜷的症状。

2. 热证　热邪侵袭、阳气亢盛或阴虚阳亢所致的具有温、热特点的证候。

（1）证候表现：发热，喜冷，面赤，烦躁不安，口渴欲饮，鼻涕、咳痰黄稠，小便短黄，大便干结，舌红，苔黄燥、少津，指纹紫，脉数。

（2）要点：表现为热、赤、数、干、烦的症状。

（四）虚实辨证

虚实辨证可用于辨别邪正的盛衰。

1. 实证　感受外邪，或疾病发展过程中阴阳气血失调，以邪气盛、正气不虚为基本病理。

（1）证候表现：主要分为两个方面，一为风、寒、暑、湿、燥、火六淫邪气、疫疬及虫毒等侵犯机体，起病急，多表现亢盛；二为脏腑功能失调，气机受阻，痰、湿、水、饮、瘀血等有形病理物质停积在体内。

（2）要点：整体表现为有余、亢盛、停聚的症状，指纹滞。气滞表现为呃逆，嗳气，或情志抑郁，喜太息，胸胁闷胀，或腹胀不通，大便秘结，无肠鸣矢气；血热表现为面红目赤，烦躁易怒，口唇、皮肤红，大便秘结，小便黄短，舌质红，苔黄；痰湿表现为痰多色白而量多，形寒肢冷，肢体困重，纳呆，舌质淡，苔白滑或白腻，脉滑或濡缓；湿热表现为身热不扬，汗出不解，口渴不多饮，困重乏力，大便溏，色黄而秽臭黏滞，小便短黄，舌质红，苔黄腻；食滞表现为厌食或拒食，腹胀腹痛，拒按，嗳腐吐酸，吐后痛或胀缓解，大便秘结或泻下臭如败卵，矢气味臭，苔厚腻，脉滑或沉实；血瘀表现为疼痛如刺，皮肤有青紫色瘀斑瘀点，或舌暗有瘀点，脉细涩或结代。

2. 虚证 指体内阴阳、气血、津液等亏虚，以正气亏虚、邪气不显为基本病理。

（1）证候表现：病程久，病势缓，损耗过多，体弱多病为多见。

（2）要点：整体表现为不足、松弛、衰退的症状，指纹淡。阴虚表现为口燥咽干，五心烦热，午后潮热，两颧淡红，盗汗，形体消瘦，舌红少津，脉细数；阳虚表现为形寒肢冷，面色㿠白，或面唇青紫，舌淡胖或紫暗，脉弱或结代；气虚表现为气短，神疲乏力，活动后尤甚，或自汗，舌淡，脉细弱；血虚表现为头晕健忘，面色苍白或萎黄，唇、舌色淡，爪甲不荣，脉细无力；燥表现为口、唇鼻、咽、皮肤干燥，口渴喜饮，大便干结，小便短赤，舌薄而干燥。

八纲证候之间的关系如下：①证候相兼，八纲之间均可相兼，如表实寒证、里实热证等。②证候错杂，对立两纲领同时存在，如表里同病、寒热错杂、虚实夹杂等。③证候真假，证候与疾病本质相符为真，证候与疾病本质相反为假，如真寒假热、真虚假实等。④证候转化，由一种证候转化为对立的另一证候，如由表入里、寒证化热等。

二、卫气营血辨证

卫、气、营、血为外邪侵犯人体从外到内的四个阶段。卫气营血辨证是指以卫、气、营、血为纲，根据温病病情发展变化的特点，对临床表现进行综合分析和概括，以区分病程阶段、辨别病变部位、归纳证候类型、判断疾病本质、决定治疗原则，并推测预后转归的辨证方法。

卫、气、营、血最早出现在《黄帝内经》中，是指构成人体和维持人体生命活动的基本物质，清代叶天士在《温热论》中根据前人有关卫、气、营、血的论述，结合自己的实践经验，将温热病邪由浅入深侵袭人体、病情由轻到重（卫分→气分→营分→血分）概括为四类不同证候，以分析温病病情浅深、轻重及其传变规律，并提出相应的诊疗方法，从而创立了卫气营血辨证这一理论体系。

叶天士在《温热论》中记载，"大凡看法，卫之后方言气，营之后方言血""温邪上受，首先犯肺，逆传心包，肺主气属卫，心主血属营"。由此可见，温热病的卫气营血辨证如下：卫分证主表，邪在肺与皮毛，为疾病的开始阶段；气分证主里，病在胸膈、胃肠、胆腑等脏腑，为邪正斗争最亢盛的时期；营分证邪陷心包，病情深重；血分证邪热已深入心、肝、肾，耗血动血，病情更为严重，为病变后期。

（一）辨卫气营血证

1. 卫分证 常见于外感热病的初期，是温热病邪侵犯肺与皮毛，以发热、微恶风寒、脉浮数为主要表现的表热证候。肺外合皮毛，能敷布卫气达周身体表，主一身之表，且肺位最高，与口鼻相通，因而卫分证属表，病位浅。

（1）临床表现：发热，微恶风寒，少汗，或伴有头痛，全身疼痛，口干微渴，咳嗽，咽喉肿痛，舌边尖红，苔薄黄，脉浮。

（2）证候分析：温热之邪束卫于内，故见发热，微恶风寒；毛窍闭塞，故少汗；温邪犯肺，肺气上逆则见咳嗽；上灼咽喉，气血壅滞，故咽喉肿痛；上扰清窍，则见头痛；邪在卫表，伤津不重，故口干微渴；舌边尖红，苔薄黄，脉浮数为邪热在卫表的征象。

2. 气分证　多由卫分证转化而来，是温热病邪由表入里，阳热亢盛，以身体壮热、恶热不恶寒、舌红、苔黄、脉数有力为主要表现的里热证候，病位较深。

（1）临床表现：气分病变涉及脏腑较多，邪热侵犯不同的脏腑就有不同的临床表现。或见壮热，恶热不恶寒，汗多，口渴，心烦，舌红，苔黄，脉数有力；或兼咳喘，胸痛，咳吐黄稠痰；或兼心烦懊憹，坐卧不安；或兼午后潮热，腹痛拒按，甚则烦躁狂乱，神昏谵语，大便秘结或下利秽臭稀水，苔黄厚燥，或焦黑起刺，脉沉实有力；或兼口苦，胁痛，心烦，干呕，脉弦数。

（2）证候分析：多由卫分证不解，内传入里所致，也有初感温热邪气即直入气分者。正邪斗争剧烈，里热炽盛，故见身热甚，不恶寒；热邪迫津外出，故汗多；热灼津伤，则口渴、尿赤、苔黄；热扰心神则见心烦；热盛血涌，则舌红、脉数有力。邪热壅肺，肺气不利，则见咳喘、胸痛，咳吐黄稠痰。热扰胸膈，扰乱心神，则见心烦懊憹，坐卧不安。热结肠道，腑气不通，则见午后潮热，腹痛拒按。热结肠道，灼津伤液，故大便秘结；燥屎结于肠道，邪热迫津从旁而下，则下利秽臭稀水，此即热结旁流；邪热与燥屎相结，热愈炽盛，上扰心神，则烦躁狂乱，神昏谵语；实热内结，故苔黄厚干燥，或焦黑起刺，脉沉实有力。热郁胆经，胆气上逆则口苦；胆经不利故胁痛；胆热扰心则心烦；胆热犯胃，胃失和降，故见干呕；脉弦数为胆经有热之象。

3. 营分证　为温热病邪内陷营阴，营阴受损，心神被扰，以身热夜甚、口干不渴饮、心烦不寐、斑疹隐隐、舌质红绛、脉细数为主要表现的证候，病位多在心与心包络，为病情的深重阶段。

（1）临床表现：身热夜甚，口不甚渴或不渴，心烦不寐，甚或神昏谵语，斑疹隐隐，舌质红绛，无苔，脉细数。

（2）证候分析：多由气分传入，亦可由卫分直接传入而致，也有素体营阴亏虚，初感温热邪盛，直入营分者。邪热入营，灼伤营阴，故身热夜甚；邪热蒸腾营阴上潮于口，故口不甚渴，或不渴；邪热深入营分，侵扰心神，故见心烦不寐，神昏谵语；热伤血络，故见斑疹隐隐；舌质红绛，无苔，脉细数为邪伤营阴之象。

4. 血分证　为温热病邪深入血分而引起耗血动血，以身热，神昏谵狂，抽搐或手足蠕动，吐衄，斑疹，舌质深绛，脉细数为主要表现的证候，累及心、肝、肾，是温热病最为深重的阶段。

（1）临床表现：身热，躁扰不安，或神昏谵狂，吐血，衄血，便血，尿血，斑疹密布、色紫黑，舌质深绛，脉细数；或见四肢抽搐，颈项强直，甚则角弓反张，两目上视，牙关紧闭，舌红绛，脉弦数；或见手足蠕动，或微有抽搐，时有惊跳；或见持续低热，或暮热早凉，盗汗，心烦失眠，手足心热及颧红，耳聋，口干咽燥而饮水不多，舌红少津，脉细。

（2）证候分析：温热病邪由营分传入；或气分热盛，直入血分；或素体阴虚，内蕴伏热，温热病邪直伤血分所致。血分证证候主要有热盛动血、热盛动风、热盛伤阴三大类。

1）热盛动血：邪热灼伤阴血，阴虚内热，加之夜间阳入于阴，故身热夜甚；血热内扰心神，故躁扰不安，心不主神，神昏谵妄；邪热迫血妄行，则有吐血、衄血、便血、尿血等出血诸症；血热成瘀，壅滞于皮下，故斑疹紫黑，壅滞于脉络则见舌质深绛，脉细数。

2）热盛动风：血分热盛，灼伤肝经，筋脉挛急，则见四肢抽搐、颈项强直，甚则有角弓反张、两目上视、牙关紧闭、舌红绛、脉弦数等肝风内动诸症；肝血阴虚，筋脉失养，可见手足蠕动，或微有抽搐，时有惊跳等虚风内动之象。

3）热盛伤阴：温热病邪久羁体内，肝肾阴虚，则见持续低热，或暮热早凉，五心烦热；夜间阳入于阴，虚火扰津，不能自藏而外泄，故盗汗；热盛灼伤阴液，阴液不足，不能上承于口，故口干咽燥；舌红少津，热不甚，故口干饮水不多；肾阴亏虚不能濡养耳窍，故耳聋；脉细为精血耗伤、不能充实脉道之象。

（二）卫气营血证的传变

卫气营血证候的传变过程就是温热病发展的整个过程，其传变有顺传和逆传两种形式。

1. 顺传　温热病邪依次从卫分传入气分、营分、血分，提示病邪由表入里、由浅入深，病情由轻到重、由实致虚的过程，是温热病发展的一般规律。

2. 逆传　温热病邪由卫分直入营分、血分，不经过气分，提示病情瞬急、危笃，是顺传的一种特殊类型。

此外，由于机体和病邪的特殊性，也有不按上述规律传变者，如开始发病即见气分或营分证者，或两分的证候同时出现者，如卫气同病、气营两燔、气血两燔等。

三、经 络 辨 证

经络辨证，是以中医经络学说为理论依据，对患者的症状、体征进行分析综合，以判断疾病归经、所属脏腑，从而确定病因、病性、病机的一种辨证方法，是脏腑辨证的补充，尤其是在推拿、针灸等治疗中经常运用。经络辨证分十二经脉证候和奇经八脉证候两部分。《灵枢·经脉》记载了十二经病证，奇经八脉病证的论述多见于《素问·骨空论》《难经·二十九难》及《奇经八脉考》。

经络既是人体经气运行的通道，也是疾病发生和传变的途径，其分布周身，具有运行全身气血、联络脏腑肢节、沟通上下内外的作用，使人体各部相互协调，共同完成生命活动。如外邪侵入人体，经气失常，病邪通过经络传入脏腑，反之，内脏发生病变，也会循着经络反映于体表，在体表经脉循行的部位，特别是经气聚集的腧穴，出现各种病理反应，如麻木、酸胀、疼痛、对冷热等刺激的敏感度异常，或皮肤色泽改变，或见脱屑、结节等。可见，掌握经络的循行路径与病证紧密相关。

十二经络起于肺，依次经历大肠、胃、脾、心、小肠、膀胱、肾、心包、三焦、胆、肝，最后回到肺，如此循环往复。根据《灵枢·经脉》记载，十二经脉与奇经八脉的循行路径及其主治病证具体如下。

（一）手太阴肺经

1. 循行路径　肺手太阴之脉，起于中焦，下络大肠，还循胃口，上膈属肺，从肺系横出腋下，下循臑内，行少阴、心主之前，下肘中，循臂内上骨下廉，入寸口，上鱼，循鱼际，出大指之端；其支者，从腕后，直出次指内廉，出其端（图2-3）。注：图2-3至图2-14中1，2，3…数字顺序表示经脉循行走向。

2. 主治病证　咳嗽，呼吸困难，喘息，咽喉痛，胸闷心烦，手臂内侧缘疼痛，掌心发热。气盛时，出现肩背痛、恶风汗出、小便频数等中风证的表现；气虚时，出现肩背冷痛、乏力气短、小便颜色异常等。

（二）手阳明大肠经

1. 循行路径　大肠手阳明之脉，起于大指次指之端，循指上廉，出合谷两骨之间，上入两筋之中，循臂上廉，入肘外廉，上臑外前廉，上肩，出髃骨之前廉，上出于柱骨之会上，下入缺盆，络肺，下膈，属大肠。其支者，从缺盆上颈贯颊，入下齿中，还出挟口，交人中，左之右，右之左，上挟鼻孔（图2-4）。

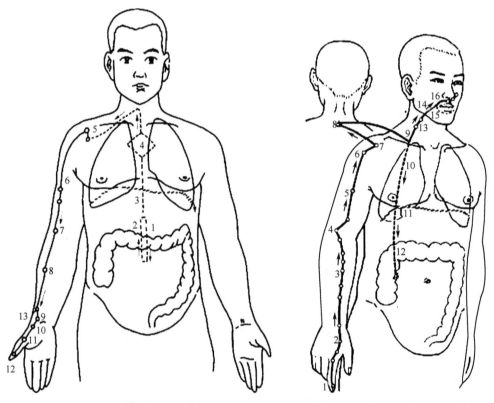

图2-3　手太阴肺经循行示意图　　　　图2-4　手阳明大肠经循行示意图

2. 主治病证　下齿痛，面颊部及颈部肿大，目睛黄，口干舌燥，鼻流清涕或出血，咽痛，肩前、上臂、手指痛。气盛则发为实热证，气虚则恶寒、战栗等。

（三）足阳明胃经

1. 循行路径　胃足阳明之脉，起于鼻，交頞中，旁纳太阳之脉，下循鼻外，入上齿中，还出挟口环唇，下交承浆，却循颐后下廉，出大迎，循颊车，上耳前，过客主人，循发际，至额颅；其支者，从大迎前下人迎，循喉咙，入缺盆，下膈，属胃，络脾；其直者，从缺盆下乳内廉，下挟脐，入气街中；其支者，起于胃口，下循腹里，下至气街中而合，以下髀关，抵伏兔，下入膝膑中，下循胫外廉，下足跗，入中趾内间；其支者，下膝三寸而别，下入中趾外间；其支者，别跗上，入大趾间出其端（图2-5）。

2. 主治病证 骭厥（足胫部的气血逆乱），狂躁抽搐，疟疾，温热病，自汗，鼻流清涕或出血，口唇生疮，咽痛，腹部水肿；颈、膝盖、乳房、大腿前、足背均会发生疼痛。气血盛，则胃热，易消谷善饥，小便黄；气血虚，则胃寒、胃脘胀满痛等。

（四）足太阴脾经

1. 循行路径 脾足太阴之脉，起于大趾之端，循趾内侧白肉际，过核骨后，上内踝前廉，上踹内，循胫骨后，交出厥阴之前，上循膝股内前廉，入腹，属脾，络胃，上膈，挟咽，连舌本，散舌下；其支者，复从胃，别上膈、注心中（图2-6）。

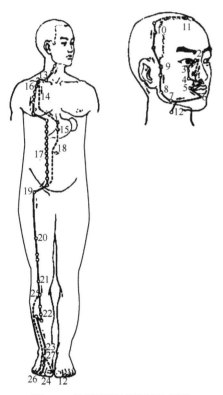
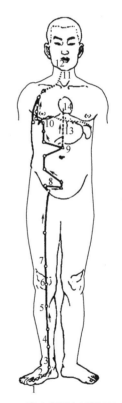

图 2-5　足阳明胃经循行示意图　　　　图 2-6　足太阴脾经循行示意图

2. 主治病证 胃脘痛，腹胀，身体困重，大便溏，小便不通，黄疸；大小腿内侧或肿或冷等。

（五）手少阴心经

1. 循行路径 心手少阴之脉，起于心中，出属心系，下膈，络小肠；其支者，从心系，上挟咽，系目系；其直者，复从心系，却上肺，下出腋下，下循臑内后廉，行太阴、心主之后，下肘内，循臂内后廉，抵掌后锐骨之端，入掌内后廉，循小指之内，出其端（图2-7）。

2. 主治病证　咽干口渴，心痛，渴而欲饮，目黄，胁痛，臑臂内后廉痛厥，掌中热痛。

（六）手太阳小肠经

1. 循行路径　小肠手太阳之脉，起于小指之端，循手外侧上腕，出踝中，直上循臂骨下廉，出肘内侧两骨之间，上循臑外后廉，出肩解，绕肩胛，交肩上，入缺盆，络心，循咽下膈，抵胃，属小肠；其支者，从缺盆循颈，上颊，至目锐眦，却入耳中；其支者，别颊上䪼抵鼻，至目内眦，斜络于颧（图2-8）。

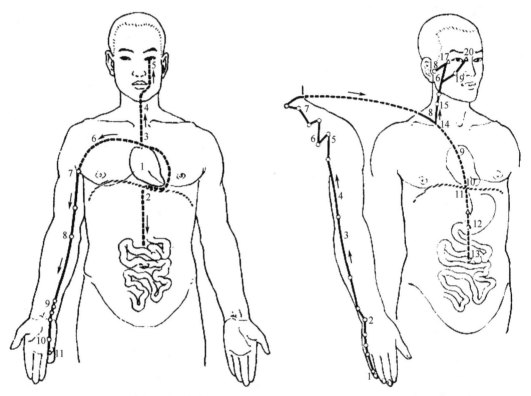

图 2-7　手少阴心经循行示意图　　　图 2-8　手太阳小肠经循行示意图

2. 主治病证　咽痛，耳聋，目睛发黄，颈部、颌下、肩上臂不适。前臂的外侧后缘疼痛或有牵拉感。

（七）足太阳膀胱经

1. 循行路径　膀胱足太阳之脉，起于目内眦，上额，交巅；其支者，从巅至耳上角；其直者，从巅入络脑，还出别下项，循肩髆内，挟脊抵腰中，入循膂，络肾，属膀胱；其支者，从腰中，下挟脊，贯臀，入腘中；其支者，从髆内左右别下贯胛，挟脊内，过髀枢，循髀外后廉下合腘中，以下贯踹内，出外踝之后，循京骨至小指之端外侧（图2-9）。

2. 主治病证 巅顶头痛，视物不清，颈部僵硬，腰脊痛，膝关节僵痛，痔，疟，狂，癫疾，头、囟、项痛，目黄，泪出，衄血，项、背、腰、尻、腘、腨、脚皆痛，小趾活动不利。

（八）足少阴肾经

1. 循行路径 肾足少阴之脉，起于小趾之下，斜走足心，出于然骨之下，循内踝之后，别入跟中，以上踹内，出腘内廉，上股内后廉，贯脊属肾，络膀胱；其直者，从肾上贯肝膈，入肺中，循喉咙，挟舌本；其支者，从肺出，络心，注胸中（图2-10）。

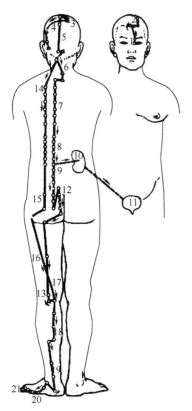

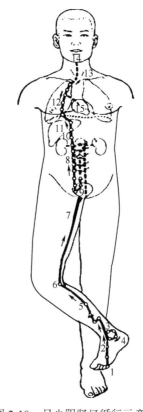

图 2-9 足太阳膀胱经循行示意图　　　图 2-10 足少阴肾经循行示意图

2. 主治病证 饥不欲食，面色黑，咳吐带血，喘息有声，视物不清，恐惧，心悸，四肢厥冷，咽喉发干或肿痛，黄疸，心烦，腹泻，脊柱、大腿内侧后缘痛。

（九）手厥阴心包经

1. 循行路径 心主手厥阴心包络之脉，起于胸中，出属心包络，下膈，历络三焦；其支者，循胸出胁，下腋三寸，上抵腋下，循臑内，行太阴、少阴之间，入肘中，下臂，行两筋之间，入掌中，循中指，出其端；其支者，别掌中，循小指次指出其端（图2-11）。

2. 主治病证 心胸烦闷胀痛，心悸，手心热，目黄，面赤，喜笑不休，经脉循行所过的部位，如前臂、肘部、腋窝部胀痛等。

（十）手少阳三焦经

1. 循行路径　三焦手少阳之脉，起于小指次指之端，上出两指之间，循手表腕，出臂外两骨之间，上贯肘，循臑外上肩，而交出足少阳之后，入缺盆，布膻中，散络心包，下膈，遍属三焦；其支者，从膻中，上出缺盆，上项，系耳后，直上出耳上角，以屈下颊至㜷；其支者，从耳后入耳中，出走耳前，过客主人前，交颊，至目锐眦（图2-12）。

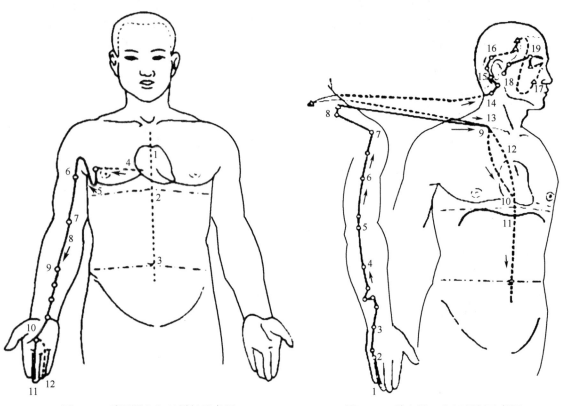

图2-11　手厥阴心包经循行示意图　　　　图2-12　手少阳三焦经循行示意图

2. 主治病证　耳鸣，耳聋，咽喉痛，自汗，目外眦痛，面颊、耳后、肩臂、肘部、前臂外侧均可出现疼痛。

（十一）足少阳胆经

1. 循行路径　胆足少阳之脉，起于目锐眦，上抵头角，下耳后，循颈，行手少阳之前，至肩上，却交出手少阳之后，入缺盆；其支者，从耳后入耳中，出走耳前，至目锐眦后；其支者，别锐眦，下大迎，合于手少阳，抵于㜷，下加颊车，下颈，合缺盆，以下胸中，贯膈，络肝，属胆，循胁里，出气街，绕毛际，横入髀厌中；其直者，从缺盆下腋，循胸，过季胁，下合髀厌中，以下循髀阳，出膝外廉，下外辅骨之前，直下抵绝骨之端，下出外踝之前，循足跗上，入小趾次趾之间；其支者，别跗上，入大趾之间，循大趾歧骨内，出其端，还贯爪甲，出三毛。

2. 主治病证　口苦，善太息，自汗发冷，疟疾，胸肋部痛，偏头痛，目外眦痛，侧胸、胁肋、大腿外侧与外踝连线及各关节均会发生疼痛（图 2-13）。

（十二）足厥阴肝经

1. 循行路径　肝足厥阴之脉，起于大趾丛毛之际，上循足跗上廉，去内踝一寸，上踝八寸，交出太阴之后，上腘内廉，循股阴，入毛中，环阴器，抵小腹，挟胃，属肝，络胆，上贯膈，布胁肋，循喉咙之后，上入颃颡，连目系，上出额，与督脉会于巅；其支者，从目系下颊里，环唇内；其支者，复从肝，别贯膈，上注肺（图 2-14）。

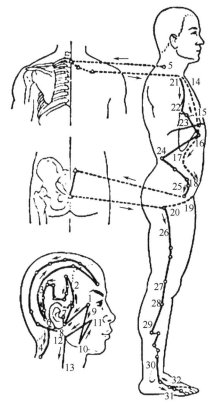
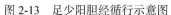
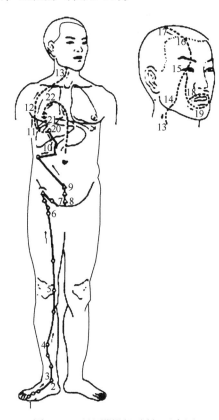

图 2-13　足少阳胆经循行示意图　　　　图 2-14　足厥阴肝经循行示意图

2. 主治病证　腰痛不能俯仰，男性疝气，女性小腹胀，咽干，面色晦暗，胸闷，恶心呕吐，大便溏泄，遗尿或癃闭。

（十三）奇经八脉循行路径及其主治病证

奇经八脉，指别道奇行的经脉，不直接隶属于十二脏腑，也无表里络属关系，包括冲脉、任脉、督脉、带脉、阳维脉、阴维脉、阳跷脉、阴跷脉八条经脉，具有联系、蓄积、渗灌十二经脉，调节人体阴阳气血的作用，弥补了十二经脉的不足。奇经八脉的病证，由其所循行的部位和所具有的特殊功能决定。

督脉总督一身之阳，为"阳脉之海"；任脉总督一身之阴，为"阴脉之海"；冲脉可调节十二经气血，为"十二经脉之海"；三脉均起于胞中，同出会阴，"一源三歧"，分别循行于人体后正中线、前正中线、左右两侧线，与足阳明胃经、足少阴肾经联系密切，故督、任、冲脉的病证常与人的先、后天真气有关，主生殖功能。此三条经脉受损，除可出现头痛、腹胀、痢疾、水肿、小便不利等循行部位的病证外，还可见女子月经不调、不孕、滑胎、流产等，男子遗精、早泄、阳痿、不育等病证。

带脉环绕腰腹，其病证常见腰脊绕腹而痛、带下病、子宫脱垂等。

阳维脉起于诸阳会，维系、调节六阳经经气，阴维脉起于诸阴交，维系、调节六阴经经气，所以阳维脉、阴维脉是全身之纲维。阳维脉为病，多见恶寒、发热等外感病及腰痛；阴维脉为病，多见心胸、脘腹、阴中疼痛、忧郁等表现。

阳跷脉为足太阳之别，阴跷脉为足少阴之别，可调节肢体运动，司眼睑开阖。其病变多表现为肢体关节不利、运动障碍、睡眠障碍等。

四、运气体质辨证

五运，即木、火、土、金、水五行的运动。六气，即风、寒、暑、湿、燥、火六种气候的变化。暑与火的性质相同，故运气学说中的六气是指风、君火、相火、湿、燥、寒。五气和五行，分之则二，合之则一，化气为风、寒、暑、湿、燥、火，成形为木、火、土、金、水。《素问·天元纪大论》记载："神在天为风，在地为木；在天为热，在地为火；在天为湿，在地为土；在天为燥，在地为金；在天为寒，在地为水。故在天为气，在地成形，形气相感，而化生万物矣……甲己之岁，土运统之；乙庚之岁，金运统之；丙辛之岁，水运统之；丁壬之岁，木运统之；戊癸之岁，火运统之。"将此述简化为天干五运歌诀：甲己化土乙庚金，丙辛化水丁壬木，戊癸化火为五运，五运阴阳仔细辨。甲、丙、戊、庚、壬为阳干，乙、丁、己、辛、癸为阴干，岁运不及，即甲年土运太过，乙年金运不及，丙年水运太过，丁年木不足，戊年火运太过，己年土运不足，庚年金运太过，辛年水运不足，癸年火运不足。五运之中每运主管一年，按照五行的相生顺序，太过与不及交替，每五年循环一周，按天干十年为一个周期。

小儿出生时均有特定的五运六气，影响小儿的先天体质，称为运气体质，可分为 10 种。将中国传统的干支纪年法转换为现行国际通用的公历，根据出生年份的最后一位数字（即 0～9）可以知道小儿出生时的主运，依次为金运太过，水运不及，木运太过，火运不及，土运太过，金运不及，水运太过，木运不及，火运太过，土运不及。例如，2000 年为金运太过，2001 年为水运不及，2002 年为木运太过，2003 年为火运不及，2004 年为土运太过，2005 年为金运不及，2006 年为水运太过，2007 年为木运不及，2008 年为火运太过，2009 年为土运不及（表 2-1）。

表 2-1　小儿运气体质（以 2000～2009 年为例）

年份末位数	运气体质
0	金运太过
1	水运不及
2	木运太过
3	火运不及
4	土运太过
5	金运不及
6	水运太过
7	木运不及
8	火运太过
9	土运不及

五行生克制化，此消彼长。风木太过，则乘脾土；热火太过，则乘肺金；湿土太过，则乘肾水；燥气太过，则乘肝木；寒水太过，则乘心火。风木不及，则燥金乘之；热火不及，则寒水乘之；湿土不及，则风木乘之；岁金不及，则热火乘之；岁水不及，则湿土乘之。

（一）木运太过

木旺乘土，出现泄泻，纳差，肢体沉重，烦闷抑郁，肠鸣腹胀；风气过亢而伤木，出现易怒，头晕，目眩，胁痛，巅顶头痛，剧烈呕吐。

（二）木运不及

木不及而肝失条达，出现中焦寒冷，胁肋及少腹疼痛；木不及，土反侮之，出现肠鸣，大便溏烂。

（三）火运太过

火旺乘金，出现少气，咳嗽，口鼻出血，便血，尿血，或泄泻如注，口燥咽干，胸背部发热，耳聋；火旺伤心，出现胸中、膺背、肩胛、两臂内侧疼痛，骨节疼痛，身体发热，浸淫疮；火热上迫心神，出现神昏谵语，咳嗽喘息，喉中痰鸣，狂躁不安，便血不止。

（四）火运不及

火不及，水乘之，出现胸中、两胁胸中、膺背、肩胛、两臂臂内侧疼痛，筋脉屈伸不利；水乘火而土乘水，出现大便溏烂，腹部胀满，纳呆，中焦寒冷，肠鸣，泻下如注，腹痛，筋脉猝然拘挛，两足痿软。

（五）土运太过

土旺乘水，出现手足清冷，腹痛，肢体沉重，胸闷烦乱；土旺伤脾，出现肌肉萎缩，两足痿弱，筋脉拘挛，抽搐，足底疼痛，痰饮，脘腹胀满，纳少，四肢不举，肠鸣，大便溏泄。

（六）土运不及

土不及，木来乘之，出现泄泻，纳少，肢体沉重，腹痛，肌肉𥆧动，易发怒，筋骨摇动，肌肉酸楚；木乘土而金乘木，出现胸胁猝然疼痛连及少腹，喜太息。

（七）金运太过

金乘木，出现两胁、少腹疼痛，不能转侧，目肿痛，眼角生溃疡，耳聋；金盛收敛过度，出现肢体沉重，出现胸胁痞满，烦闷，胸痛连及背，两胁疼痛连及少腹；金盛伤肺，出现喘息，咳嗽，咳血，衄血，气喘，肩背疼痛。

（八）金运不及

金不及，火气相乘，出现肩背沉重，鼻流清涕，喷嚏，便血，泄下如注；阳气上浮，出现头痛连及头顶，身热，口舌生疮，心痛。

（九）水运太过

水盛克火，出现烦躁，心悸，身热，谵语，心痛；水旺伤肾，出现腹胀大，足胫浮肿，盗汗，喘息咳嗽，恶风；水盛反侮土，出现肠鸣，腹痛，泄泻，夹不消化食物残渣，眩晕，口渴，神志不清。

（十）水运不及

水不及，土气乘之，出现腹胀，泄泻，身体困重，疮疡流脓清稀如水，下肢运动不便，下半身冷，腰股部疼痛，烦闷抑郁，两足痿软清冷，足底疼痛，足背浮肿；水土乘气而木乘土，出现面色萎黄，筋骨拘挛疼痛，肌肉跳动抽搐，两眼昏花，视物不清，甚至复视，胸膈满闷，心腹疼痛。

《素问·气交变大论》云："岁木太过，风气流行，脾土受邪……岁火太过，炎暑流行，肺金受邪……岁土太过，雨湿流行，肾水受邪……岁金太过，燥气流行，肝木受邪……岁水太过，寒气流行，心火受邪……岁木不及，燥乃大行……岁火不及，寒乃大行……岁土不及，风乃大行……岁金不及，炎火乃行……岁水不及，湿乃大行。"

第三节　中医四诊

望、闻、问、切是中医诊断疾病的主要方法。小儿生理、病理、形态、体质均与成人有别，且婴儿不会言语，或不能正确自诉病情，或因啼哭造成了诊疗困难，其四诊资料多由家属代诉，故此问诊须尽量详尽，望、闻、切也不可忽视。

一、望　诊

望诊是通过医者的视觉观察小儿的神、色、形态、指纹、舌与舌苔等全身的异常变化，经过分析总结出与疾病有关的信息，对病情做出初步判断的一种诊法，望诊时应避免小儿惊慌、啼哭，尽量保持其自然状态，方可获得真实的病情。

（一）望神

神，指精神、意识神志。神由精化生，精是先天肾精与后天水谷化生而藏于五脏的统称。《素问·上古天真论》曰："形与神俱。"神与形又有密切的联系，形健则神旺，形羸则神衰。观察神的旺衰，既可判断脏腑精血的盈亏和形体的强弱，也可判断病情的轻重和预后。望神主要辨得神与失神。望神主要从意识、眼神、气色、肢体动作等方面判断患儿得神、失神的情况。精神良好，神志清楚，双目有神，面色红润，肌肉不削，反应灵敏，动作自如，称为有神。有神是健康的表现，虽病但多主病浅，预后良好。反之称为失神，为有病的表现，且多主病重，预后较差。综上，通过临床望神，对判断小儿疾病的寒、热、虚、实，以及疾病的轻重和转归等有一定的参考价值。

如小儿在就诊过程中多有哭闹，应先安抚小儿情绪，转移注意力，待其状态平稳后，再开始诊察神色，这样才能看到小儿真实的神态。

（二）望色

望色又称色诊，是通过观察小儿的全身皮肤色泽变化来诊察病情，一般以望面部色泽为主。《灵枢·邪气脏腑病形》曰："十二经脉，三百六十五络，其气血皆上于面而走空窍。"面部血管丰富，气血循经走络皆汇聚于此，故体内的气血盛衰变化易通过面部色泽显露出来。面部色诊的意义除反映气血以外，还可以辨别病邪的性质。

1. 常色与病色 面色分为常色和病色两种。常色为健康人的面色，由人生来就有的面色（主色）和受气候、昼夜等非疾病因素影响的客色组成。正常面色为红黄隐隐、明润含蓄。病色即为小儿在生病过程中表现的面色。病色亦有善色和恶色之分，善色代表疾病预后良好，恶色反之。

2. 五色主病 小儿面部皮肤较薄嫩，故面色变化较为明显，有重要的诊断意义。五色辨证多符合以下规律。

（1）面色青：多主肝病，多见于寒证、痛证、瘀证、惊风。乍青乍白为里寒甚；痛证色青多见于里寒腹痛；面青唇紫，呼吸急促为肺气闭塞，气血瘀阻；高热，隐约见眉间、鼻柱、唇周色青，为惊风之兆。

（2）面色赤：多主心病，多为热证，亦见于戴阳证。外感风热见面红、恶寒发热、脉浮；里热常见面红、双目窜视，高热烦渴；虚热为颧红潮热；若两颧艳红如妆为虚阳上越。新生儿面色白里透红则为正常肤色。

（3）面色黄：多主脾病，多有湿浊证、疳证、虫证。面色萎黄为脾虚伤食，亦见于疳证；面黄浮肿为脾虚湿滞；面色黄伴脐周疼痛或睡熟啮牙见于虫证。小儿出生后不久出现的黄疸为胎黄，有生理性与病理性之分，在出生后 2～3 天出现，2～3 周自行消退的为生理性黄疸。病理性黄疸为出生后 24 小时内出现，发展速度快，持续时间长，常伴随有其他症状。

（4）面色白：多主肺病，多为虚证、寒证。面色苍白、喷嚏，鼻塞流涕等为外感之兆，面色淡白无华、唇色淡白为血虚；面色泛白，啼哭不宁，常为寒中腹痛。

（5）面色黑：多主肾病，多为寒证、痛证、瘀证、水饮证。面色灰黑暗滞伴形体消瘦为肾气虚之象；面色黑伴形寒肢冷为阴寒内盛；面色紫黑多为瘀血阻滞；面黑虚浮多为水饮内停。若面部呈黑色，伴腹痛呕吐不止，多为中毒之象。但凡出现面黑，均为重病之象，要引起重视。

3. 五部配五脏 钱乙在《小儿药证直诀》中记载："左腮为肝，右腮为肺，额上为心，鼻是为脾，颏为肾。"面部望诊，不同部位的面色，有不一样的诊断意义，临床可以结合面部五色配五脏进行判断。

（三）望形态

望形态指望形体和望姿态。人体的内外相互联系，所谓"有诸内者，必形诸外"。望形态为透过外在表现探查内脏病变。

1. 望形体　望形体包括全身和局部。凡小儿身高、体重发育正常，筋骨强肌肉壮，头发浓密有光泽，为健康的表现。局部望诊包括望头囟、躯体、四肢等。小儿头形异常主要有巨颅、小颅、方颅。巨颅见于先天肾精亏损，由水液停聚所致；小颅多伴智力低下，亦因先天肾精不足所致；方颅多见于先天性梅毒和佝偻病。囟门异常见于以下几点：囟门迟闭称为解颅，常见于小儿佝偻病；囟门凸出称为囟填，多由水液停聚所致；囟门凹陷，多因先天肾精不足、气血亏虚、吐泻伤津等。头向单侧歪斜，颈部活动受限，一侧胸锁乳突肌可触及无痛结节，多为小儿肌性斜颈。小儿胸廓高耸形如鸡胸，可见于佝偻病等，若腹部膨隆，四肢瘦弱，发结如穗多属疳积。

2. 望姿态　姿态可反映人的脏腑阴阳平衡状态，如多动小儿多阳气盛，喜静小儿多阴气盛。小儿喘促、端坐、痰鸣，多为哮喘；小儿喜俯卧，睡不安，多为乳食积滞；小儿喜蜷卧，多为虚寒性腹痛；若小儿翻滚不安，哭闹不休，两手捧腹，腹胀大如鼓，多为肠绞痛；颈项强直、角弓反张、四肢抽搐等为小儿惊风的表现。

（四）望五官

1. 望目　《灵枢·大惑论》曰："五脏六腑之精气，皆上注于目而为之精。"根据五轮学说中黑睛属肝、两眦属心、眼睑属脾、白睛属肺、瞳仁属肾的理论，察目可知五脏六腑之病变。若小儿目睛黑白分明，瞳仁有神，运动灵活，眼睑开合自如，为肝肾精血充沛之象，虽病尤轻。目青主肝风，目赤为热，目黄为湿阻，目胞色黑属肾虚，两眦淡白属脾血虚。上下眼睑皆肿属湿盛，为水肿前兆；目眶深陷，神疲多因气血两虚，或吐泻伤津；眼球突出多见瘿病；昏睡露睛，多为脾虚；双眼睑下垂多为先天肾精不足，后天脾气亏虚；身热兼泪眼汪汪多为麻疹之兆。

2. 望鼻　鼻居中央，又称明堂，在望诊中有着重要的作用。观察鼻的颜色，正常颜色为红黄隐隐。若鼻头色青，主寒中腹痛；色赤为肺脾热蕴结之象；色黄为脾虚湿盛之象；色白为肺气虚或虚寒之象；色黑为肾虚水停之象。"鼻为肺之窍"，为气之门户。若见鼻孔干燥、气急为肺部实热；鼻煽是肺火炽甚。

3. 望耳　《蠡海集·人身类》记载"耳为肾之窍"。耳轮青属惊，多见剧痛；耳轮红为风热或热毒上攻；耳轮淡白乃血虚甚；耳轮黑枯是危险的证候。若小儿耳背出现玫瑰色的丘疹，多为麻疹之征兆。若发生耳垂部肿胀疼痛，为痄腮。耳道有脓液流出，为脓耳。

4. 望口腔

（1）望唇：脾其华在唇。《望诊遵经》曰："小儿唇红厚者，脾胃健，易养也。"故小儿唇色的变化多反映脾胃的情况。唇红者多为胃热，唇白者多为脾虚或气血不足，唇青紫者多为瘀血，唇呈樱桃红色，则多见于煤气中毒。

（2）望口：脾开窍于口。《望诊遵经》曰："小儿流涎不已者，脾气虚也；流涎滞颐者，脾冷也。口中多涎者，上焦寒也。"因此口中的唾液多少、黏稠度等都可以作为判断小儿脾胃是否健运的依据。口中出现黄白色的溃疡，周围黏膜红赤，称为口疮；口中满布白屑，状如鹅口，称为鹅口疮；口腔两颊黏膜近白齿处有灰白色小点，周围红晕，为麻疹黏膜斑。

（3）望咽喉：咽喉是肺、胃的门户，是呼吸和饮食的通道。如咽喉红肿、扁桃体增大，为外感风热或肺胃热盛证；咽喉红但不肿多为阴虚所致；咽部漫肿不痛者多为痰湿证。咽喉色红糜烂伴全身壮热多为丹痧；咽喉红肿灼痛，溃烂有脓点为乳蛾；咽喉部有灰白色假膜而不易剥离，为白喉。扁桃体的增大红肿程度对临床诊断也极具意义，扁桃体增大一般分为三度：不超过咽腭弓为Ⅰ度；超过咽腭弓未达咽后壁中线为Ⅱ度；达到或超过咽后壁中线为Ⅲ度。

5. 望舌　心在窍为舌，舌的功能是主司味觉和语言表达，故心主血脉、藏神功能正常，则小儿舌体柔软，淡红润泽，活动自如，味觉灵敏，语言流利。舌面分区，按五脏分为：舌尖属心，左边属肝，右边属肺，中部属脾胃，舌根属肾；按三焦分为舌尖属上焦，舌中属中焦，舌根属下焦。舌分为舌质和舌苔两部分，观舌质可以了解五脏的虚实和气、血、津液的盛衰，观舌苔重在辨别病邪的性质和胃气的多少。在观察小儿舌象时要注意光线、伸舌的姿势和是否染苔。另外，新生儿舌红无苔和婴幼儿的乳白苔均为正常舌象。

（1）望舌质：主要包括观察舌的色泽、形质、动态等。

1）舌色：舌色淡红，多提示健康人或虽病仍浅易恢复。舌色淡白，多为气血不足，主虚主寒。舌色深红，多主热证、里证；舌尖红为表热证或心火上炎，舌边红为肝胆火热，舌红而干为阴虚热，舌绛红主里热炽盛或阴虚火旺。舌色青紫，多主气血不畅，血瘀之证。

2）舌形：舌形胖大为脾虚，伴舌色白为脾阳虚或脾气虚；伴舌色红为脾胃湿热等。舌形瘦小多是气血两虚或阴虚火旺。舌形肿胀多是心脾有热。点刺舌，亦称芒刺舌，指突起舌面的红色星点，多主热入营血。舌生裂纹多为阴液耗伤、脾虚失养等，亦有生下就有较浅的裂沟，称为先天性裂纹舌。

3）舌态：舌体痿软无力，多因气血两虚、脾气亏虚、阴液亏损等。舌体强硬，多因热入营血、热灼津伤、痰浊瘀阻等。舌伸于外，不能立刻回缩为吐舌，多属心脾有热；舌反复舐弄口唇四周，舐即回缩为弄舌，多为惊风之兆；吐弄舌多见于小儿智力发育低下者。

（2）望舌苔：舌苔由胃气生，望舌苔主要分为望苔质和望苔色两部分。

1）望苔质：薄苔多见于健康人或主表证；厚苔多主里证、痰湿、食积等；舌苔由薄变厚为病进，舌苔由厚变薄为病退。舌面水分过多为滑苔，主痰饮和水湿；舌苔腐腻，主脾虚湿盛、食积、胃浊、痰湿等。舌苔剥落如地图状，称为地图舌，提示有脾胃系统疾病，若伴舌红少津，多为阴虚；若伴舌体胖大，为脾胃气虚之象。舌面光滑如镜面，称为镜面舌，主胃阴枯竭。

2）望苔色：白色苔，多为健康人或主表、主寒、主湿。黄色苔多主里，主热，苔黄而润滑者，多为阳虚而感湿热之邪；苔黄而干燥者，均为邪热伤津、阳明腑实证；苔黄而腻主湿热或痰热内蕴。

（五）望指纹

指纹是指虎口至食指桡侧的浅表静脉，指纹与寸口太阴脉相连，故能代替诊脉，多适用于3岁以内的小儿。指纹分为三关，食指第一节（掌指横纹至第1指间关节横纹之间）为风关，第二节（第1指间关节横纹至第2指间关节横纹之间）为气关，第三节（第2指间关节横纹至指端）为命关。望指纹时，将小儿置于光线明亮处，用手固定小儿食指，另一手拇指从小儿食指指尖向根部反复轻推几次，使指纹显露后观察指纹的形色变化。正常的指纹络脉隐现于风关之中，呈淡紫色，粗细适中。《幼幼集成》曰："浮沉分表里，红紫辨寒热，三关测轻重，淡滞分虚实。"因此，望小儿指纹，可以重点观察其浮沉、颜色、长短、形态等。

1. 浮沉　反映疾病的病位变化。浮为指纹在表，主外感表证；沉为指纹在里，主内伤里证。

2. 颜色　反映疾病的性质。指纹色鲜红者，不为热证而为表寒证；指纹色深红者，为脾胃湿热；指纹色淡红不露者，为虚寒证；指纹色紫红者，为里热证；指纹色深紫，为里热炽盛；指纹色青紫者，为瘀热内结；指纹色青者，为惊风或疼痛；指纹色白者，为疳积；指纹色黄者，为脾虚；指纹色蓝者，为喘为咳。若见黑色则为病危。

3. 长短　根据指纹到达的位置来判断疾病的轻重。在风关，提示病邪初中，病位尚浅；在气关，病情加重，邪气盛；在命关，病邪深重；若直达指尖，则称为透关射甲，病多凶险，预后不佳。

4. 形态　从指纹形态上判断疾病的虚实。若指纹络脉粗且分支多，推之不流畅者为实证；若指纹络脉细且单一，推之流畅者为虚证。

小儿指纹诊法在一定程度上可以代替切脉，临床上有着重要的指导意义。若指纹与诸多临床表现不符时，应"舍纹从症"。

（六）望斑疹

斑疹均见于皮肤表面，是疾病在体表的反映。若色红，成片出现，压之不褪色，抚之不碍手者称为斑。

1. 斑　分为阴斑和阳斑，色深红伴发热的阳斑多由外感湿热邪毒所致；色淡紫伴神疲无力的阴斑多由气血不足所致。

2. 疹　色红，点小，压之褪色，抚之碍手者称为疹。疹可分为斑丘疹、水疱疹、脓疱疹等。热盛疹出，色红，形如粟米，抚之碍手，先见于耳后发际，逐步到躯干四肢，为麻疹。疹色深红如玫瑰，疹细稠密，为婴幼儿急疹（俗称奶麻）。疹色淡红，细小疏密，时出时止，伴瘙痒，为风疹。皮肤出现淡红色或白色风团，大小形态各异，时隐时现，伴瘙痒，为瘾疹（荨麻疹）。若丘疹、疱疹、结痂分批出现，同时存在，伴发热，为小儿常见传染病——水痘。皮肤初期红斑，瘙痒，快速形成丘疹、水疱等，为常见的婴幼儿湿疹，常因日常生活护理不当而发生。

（七）望排出物

1. 望涕　肺在液为涕，即为鼻涕，是鼻腔的分泌物，具有滋润鼻窍、防御外邪、利于呼吸等作用。若涕色青质稀，多为外感风寒或阳气虚；若涕色黄质稠，多为外感风热或表证入里化热、肺胃郁热等；若涕脓，味腥臭，为鼻渊。

2. 望痰　痰是肺、脾、肾三脏水液代谢中形成的病理产物，通过观察患者咳出的有形之痰的色、量、质来判断病变的性质。痰白者，质稀量多，属寒；质稀夹泡沫，属风；质稠量多，易咳出，属湿。痰黄者，质稠，属邪热内盛；量少难咳者是燥邪伤肺或肺阴虚。

痰中带血多为热伤肺络，若久咳带血伴胸痛等症状，考虑为肺痨。脓痰带血，其味腥臭，多属肺痈。

3. 望呕吐物　呕吐为胃气上逆所致。呕吐物为不消化食物，味酸腐，因饮食内伤。呕吐物清稀无臭为胃寒。呕吐物稠浊有酸味为胃热。呕吐物为黄绿苦水，为肝胆犯胃征象。呕吐不止，伴腹痛，停止排气、排便要警惕肠梗阻。

二、闻　诊

闻诊是通过听觉和嗅觉收集病情资料来判断病情的一种方法。小儿的闻诊包括听小儿的呼吸声、语言、啼哭声、咳嗽声和嗅气味等。

（一）呼吸声

正常的呼吸声均匀有力、深浅有度。呼吸浅而不匀或呼吸紊乱是危险之象；呼吸急而粗快是肺热实证；呼吸浅而无力兼慢者是肺气虚或虚寒证；呼吸如电锯声是湿痰阻滞。《医学正传》曰："大抵哮以声响言，喘以气息言。"可见，通过闻诊，可区分两者，哮以喉间哮鸣音为主，喘以呼吸困难、气息短促急为主。

（二）语言

正常的声音是清而响亮。语声低微，自言自语为虚证；语声高尖、烦躁多语为实证、热证；声音嘶哑多是声带疾病；语声浑浊不清，多因喉中有痰。若有言语吐字不清者，因习惯而成多为口吃，不属病态，若伴有口眼㖞斜，无神经系统损伤，多为小儿面瘫。

（三）啼哭声

小儿尚幼，尚且不能言语表达，故啼哭也是小儿表达的一种方式。小儿啼哭声音洪亮，有眼泪，一日数次，均属正常；若因饥饿、尿布不适、闹觉等引起的啼哭，为正常的生理现象。啼哭时作时止，声音高尖，为实证，多因腹痛；哭声嘶哑，绵长无力多为气虚；入夜啼哭多因受惊或里热所致。

（四）咳嗽声

咳嗽指肺气上逆，气冲咽喉受刺激而发出的声音。临床上可以根据咳嗽的声音，结合痰的质地等辨别疾病的寒热、虚实。咳声重而浊，痰白清稀多属外感风寒；咳声重浊，痰多易咳，多属痰湿阻滞；咳声不扬，痰黄者多属热证；干咳无痰是肺燥；咳嗽无力是肺虚；阵咳，有鸡鸣样回声，日久不愈者为顿咳（百日咳）；咳声如犬，伴声音嘶哑，常见于白喉；咳嗽声哑有呛多属咽喉或声带疾病。

（五）嗅气味

嗅气味主要包括嗅口气、呕吐物之气和二便之气。此处重点讲嗅口气，嗅呕吐物和二便之气在另外章节已介绍。

口气指从口中散发的异味，正常人没有臭气。口气酸臭，多属饮食内停。口气臭秽，多属脾胃积热或肺胃之热上蒸；口气腥味多见于齿衄，口气腐臭多见于咳吐脓血者；口气臭秽难闻，牙龈腐烂者，多为牙疳病。

三、问　诊

小儿多不能言语，或表述不清，故小儿问诊多由其家属代为陈述。问诊过程需要掌握一些小儿的基本信息，如年龄和个人史（生产史、喂养史、生长发育史、预防接种史）。临床上问病情多是依据十问歌，但小儿病情较简单，总结为：一问寒热与汗出，二问大小便，三问饮食，四问精神和睡眠。

（一）问寒热

根据寒热虚实，辨别疾病的表里虚实。如恶寒发热，多见于外感表证，恶寒重发热轻为外感风寒；恶寒轻发热重为风热表证。如但热不寒，伴口渴、便秘、小便黄等多见于里热证，若伴手足心灼热、潮热盗汗等多见于阴虚内热证。若寒热往来，发无定时，多见于半表半里之少阳证；若寒热往来，发有定时，常见于疟疾；若但寒不热，寒邪中脏腑，突然恶寒，四肢发冷属里实寒证；若久病畏寒，神疲乏力为虚寒之象或阳虚证。

（二）问汗出

问汗出的情况主要包括问有汗无汗、出汗时间、部位等。小儿腠理稀疏，肌肤娇嫩，较易汗出。若小儿饮食、睡眠尚可，皆属正常。若表证有汗见于风热证，多属虚证；若表证无汗见于风寒证，多属实证；若表证汗出热退，则为邪去正复；若表证汗出身仍热，表明邪已入里。里证的虚汗也有区别，动辄汗出伴神疲乏力的多为气虚或阳虚；睡时汗出，醒时汗止多为盗汗。汗还有颜色方面的区别，如湿热交迫，则汗为黄色，有异味。辨部位汗出也有重要的意义：如头部汗出，多因上焦热盛或中焦湿热；如心胸汗出为心脾两虚；如手足汗出多为阴虚内热。

（三）问二便

二便在小儿疾病的诊断中有重要的意义。问二便，主要是问大小便的次数、形色、气味、排便感觉等。小儿正常大便色黄，便质糊状，偶有不消化的乳块，母乳和奶粉喂养的小儿大便亦不相同，奶粉喂养粪便质干，不消化的乳块较多。若大便次数多为腹泻，次数少，或数天一次为便秘；若大便味道臭、酸臭多为热证或食积；大便无味道，或腥臭多为寒证。若大便秘结不通，排出困难，伴腹胀疼痛，不思饮食为乳食积滞；伴身热、口干口苦等为阳明热结；伴嗳气频作、肠鸣矢气等为气机不利；伴神疲乏力、面白无华等为气血不足。若大便次数增多，大便不成形或如水样，为泄泻，泄泻病症亦多复杂，多为感受外邪、内伤乳食、脾胃虚等原因。大便还有以下常见的便质异常。大便稀烂，夹有不消化的乳块，为内伤乳食；大便先干后溏，为脾胃虚弱；大便时干时稀，为肝郁脾虚；大便夹有黏液脓血，里急后重见于痢疾；大便带虫，伴腹痛为虫积病；大便呈果酱色或水样便，伴阵发性哭闹，考虑为肠套叠。

正常小儿的小便为淡黄色。小便无味多为寒或正常；小便有烂苹果味为消渴；小便臊臭、黄赤，偶有尿痛，多为膀胱湿热；小便清长多属寒或虚；小儿睡眠中自排小便，醒后方觉，为遗尿，多见于3～10岁的孩童，多由肾气不足、膀胱虚寒所致。

（四）问饮食

问小儿饮食可了解小儿的脾胃情况，饮食包括食物和水。

1. 食欲与食量 小儿按时按量饮食，睡眠可，身体发育正常为胃气佳。若食少纳呆，伴头身困重、舌苔厚腻等，为脾胃湿盛；若食欲不振伴神疲乏力、面色萎黄等，为脾胃气虚；若厌食伴腹部胀满不适或呕吐等，为饮食积滞；若多食易饥伴腹胀便溏者，为胃强脾弱；若多食易饥，伴形体消瘦、口臭等，为胃火炽盛；若嗜食生米、石头、泥土等，多见于虫积。

2. 饮水 婴幼儿若以纯母乳喂养，不用额外再饮水，身体需要的水分可以在母乳上得到补充。除此之外，小儿都应正常补充水分。若口渴喜冷，伴身热烦躁为热证；若口渴喜热饮为痰湿内停或阳气虚；若口渴，口唇干燥，但不欲饮水，伴潮红、盗汗等为阴虚内热。

（五）问睡眠

小儿年龄越小，睡眠应越多，但多数小儿皆有夜寐不安之象。《素问·逆调论》记载"胃不和则卧不安"，夜寐不安，多由进食过多，消化不良引起。若睡中突然惊醒，多因梦中受惊或睡眠环境嘈杂；若睡中辗转反侧伴烦躁不安，为内有蕴热；若睡眠不宁，伴肛门瘙痒，为蛲虫病；若睡中惊惕多汗，发黄稀，多见于佝偻病；若小儿寐中露睛，为脾虚之象。

四、切　诊

切诊主要包括脉诊和按诊两部分，是诊断疾病的重要手段。

（一）脉诊

小儿脉诊与成人脉诊不同。3岁以下小儿以指纹诊法代替脉诊。3岁以上小儿采用"一指定三关"的方法，即医者用食指或拇指同时按压寸、关、尺三部，再根据指力轻、中、重的三种不同力度，体会小儿脉象的变化。

正常小儿的脉象与健康成人也不同。《脉经》曰："小儿脉快疾，一息七八至曰平，不及曰损，太过曰至。"此述意即年龄越小，脉搏越快。《幼幼集成》里面提到，小儿多分为浮、沉、迟、数四脉，且以有力无力定虚实。小儿主病脉象常以浮、沉、迟、数、弦、滑六种基本脉象为纲，兼以脉的有力无力，辨疾病的表里、寒热、虚实等。

1. 浮脉 轻取即可，其脉位浅，主表证和虚证。小儿多见浮数之象，为表热证。

2. 沉脉 轻取不得，重按始得，其脉位深，主里证。小儿病常见食积者，多见于此脉象。

3. 迟脉　脉率慢，主寒证，脉迟而无力者，主虚寒，脉迟而有力者，主实寒。

4. 数脉　脉率快，主热证，有力为实热，无力为虚热，细数为阴虚者，浮数主表热，沉而数主里实热。

5. 弦脉　如按琴弦之状，主肝胆病、痛证、痰饮、疟疾。此外，亦常见于小儿盘肠气、小儿多动症、癫痫等病。

6. 滑脉　往来流利，如珠走盘，主痰饮、食积、实热。常见于小儿饮食积滞、脾胃蕴热等证。

（二）按诊

按诊是医者用手直接接触小儿身体的某一部位，了解其局部的变化，用以诊断疾病的一种方法。常用的按诊检查有按脘腹、按肌肤、按手足等。

1. 按脘腹　通过按胃脘部和腹部，来推测腹部脏腑的寒、热、虚、实之况。腹痛喜温、喜按，按之痛减，为虚证、寒证；腹痛喜凉，拒按，按之疼痛不减，为实证、热证；腹部胀满，若叩之如鼓声，多因气滞腹痛；若叩之有移动性浊音，多因腹部内有积液；如小腹胀满，叩诊呈浊音，小便不通，多见于癃闭；若小儿左少腹痛，按之有硬块，大便不通，则为宿便；若小儿右少腹剧痛，按之痛不减，触之包块应手，多为肠痈；若脐周作痛，时作时止，按之可移，多为蛔虫病；若腹胀形瘦，腹露青筋者，多为疳证。

2. 按肌肤　可知寒热、汗出情况。若肢冷汗出，为阳气虚弱；若肤温热而无汗，为阳热炽盛。

3. 按手足　通过触摸小儿四肢的情况，对判断病情的寒、热、虚、实及疾病的预后有着重要的意义。小儿手足冷，指尖热，主惊厥；但凡四肢热者，属热证；四肢冷者，属寒证。手足心热为阴虚内热；手足背热为外感发热。

第三章 小儿推拿手法

小儿皮肤娇嫩，筋骨未坚，气血未充，小儿推拿手法也应与小儿的特性相适应。小儿推拿手法的基本要求为轻快、柔和、平稳、着实而达到渗透。轻快的"轻"以力度而言，"快"以速度而言，要求轻而不浮，中病即止。柔和指手法操作时用力轻柔和缓，刚柔相济。平稳指手法操作时频率、幅度、力度基本保持一致，手法与手法之间的转换应循序渐进，不能过于突然，手法的刺激基本保持在同一水平上，以实现有效刺激的渗透。着实的"着"即吸附，"实"即实在，指手法操作时术者的手必须紧紧吸附于皮肤表面而不飘浮，渗透到所需的深度。

除了手法的基本要求外，小儿推拿还有其特定的穴位和操作方法，分为复式手法和特定穴两部分。

第一节 复 式 手 法

复式手法指两种或两种以上的手法组合。小儿推拿复式手法是具有规范化动作结构与操作程式的组合式推拿手法，是古代医家为治疗某种病证而逐渐形成的一种推拿验方，具有特定的疗效。例如：水底捞明月具有宁心除烦、退热凉血之功，用于高热神昏、烦躁不宁、热入营血等血分实热病证；打马过天河有清火退热、镇惊安神之功效，用于治疗心火旺导致的心烦、不寐之卫分、气分热证。由于历史和流派的原因，同一复式手法因流派不同而操作多种多样。

一、黄 蜂 入 洞

（一）位置

本法位置取两鼻孔下缘。

（二）操作

术者用食、中两指指端紧贴小儿两鼻孔下缘揉之（图3-1）。

（三）功效及应用

本法功效为发汗解表，宣通鼻窍，其性

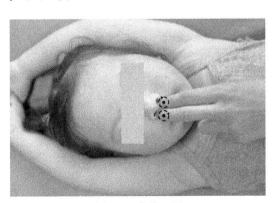

图 3-1 黄蜂入洞

温，用于外感风寒及各种原因所致的鼻窍不通、呼吸不畅等病。

二、猿猴摘果

（一）位置

耳尖及耳垂部。

（二）操作

术者用两手拇、食指或食、中指夹住小儿两耳尖上提，再夹持小儿耳垂下牵拉之。操作时夹持力度及拉扯幅度不宜过大，以免引起小儿哭闹不安（图 3-2）。

（三）功效及应用

本法功效为定惊悸，除寒积，健脾胃，化痰食，其性温，用于治疗寒热往来、食积、痰痞、胸满痞闷等病。

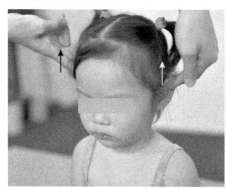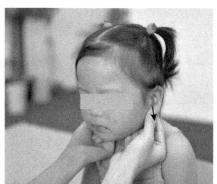

图 3-2　猿猴摘果

三、水底捞明月

（一）位置

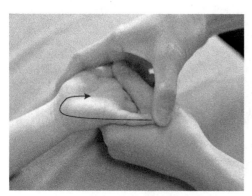

图 3-3　水底捞明月

小指、小鱼际及掌心。

（二）操作

术者以一手捏拿小儿食指、中指、无名指及拇指，使其掌心朝上，另一手拇指指端自小儿小指尖推至掌根小天心，再推至内劳宫为一遍（图 3-3）。

（三）功效及应用

本法功效为宁心除烦，退热凉血，其性大凉，入血分，常用于治疗高热神昏、烦躁不宁、热入营血等实热病。

四、按弦走搓摩

（一）位置

胁肋部。

（二）操作

术者以双掌置于小儿两腋下胁肋处，自上而下边搓摩边移动直至肚角处（图3-4）。

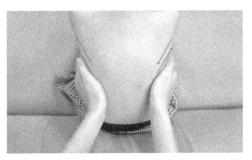

图3-4　按弦走搓摩

（三）功效及应用

本法功效为疏肝理气，宽胸除痞，化痰消积，其主通气，用于胸闷气喘、胸胁不畅、咳嗽气急、痰喘不利、腹胀、食积、食滞等病。

五、打马过天河

（一）位置

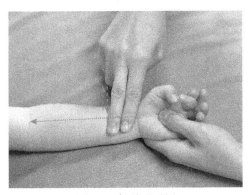

图3-5　打马过天河

上肢、前臂内侧。

（二）操作

术者以一手捏住小儿掌心，将小儿前臂掌侧向上，先以另一手中指运内劳宫，再以食、中二指指面蘸取凉水自腕横纹中间起，拍打至洪池穴，一边拍打一边吹凉气（图3-5）。

（三）功效及应用

本法功效为清火退热，镇惊安神，其性凉，入卫分、气分，用于治疗高热烦躁、昏厥抽搐、咽喉肿痛等实热证。

六、揉脐及龟尾并推七节骨法

（一）位置

腹部、腰骶部。

（二）操作

小儿仰卧，术者以一手手掌或食指、中指、无名指三指罗纹面着力揉脐，而后小儿俯卧，另一手用中指指端揉小儿龟尾穴；而后，术者用拇指罗纹面，或食指、中指二指指面上推，或下推七节骨。操作时应注意先后次序（图3-6）。

（三）功效及应用

本法功效为通调任督，调理肠腑，止泻导滞，其补泻主要取决于推七节骨的方向，推上七节骨为补，能温阳止泻；推下七节骨为泻，能泻热通便，用于泄泻、痢疾、便秘等病。

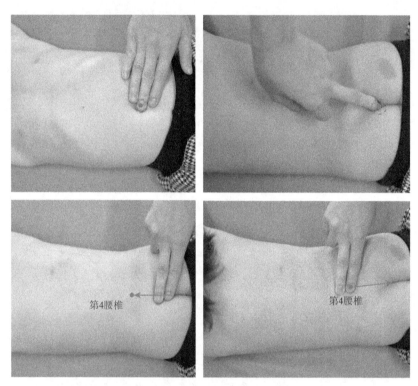

第4腰椎

第4腰椎

图3-6　揉脐及龟尾并推七节骨法

七、天门入虎口

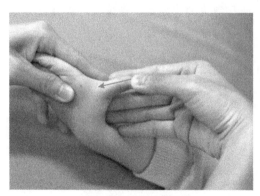

图3-7　天门入虎口

（一）位置

拇指尺侧、虎口。

（二）操作

术者用拇指指面偏桡侧自小儿拇指尺侧缘推至虎口（图3-7）。

（三）功效及应用

本法功效为行气活血，健脾理气，消食

除痞，其性温，主行气，用于脾胃虚弱、腹胀腹泻、食少纳呆、食积食滞、面黄肌瘦等病。

八、运水入土 1

（一）位置

手掌面，小指根至拇指根部，沿手掌边缘作一弧形曲线。

（二）操作

术者以一手固定小儿食指、中指、无名指及小指，使其掌心向上，另一手拇指指端着力，自小儿小指根部推起，沿手掌边缘，经过掌小横纹、小天心，推运到拇指根止，呈单向反复推运（图3-8）。

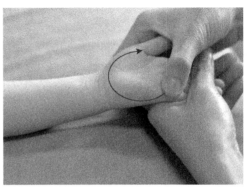

图 3-8　运水入土 1

（三）功效及应用

本法功效为健脾助运，润燥通便，用于虚证、久病，如因脾胃虚弱引起的完谷不化、食欲不振、腹胀腹泻、便秘、疳积等病。

九、运土入水 2

（一）位置

手掌面，拇指根至小指根，沿手掌边缘作一条弧形曲线。

（二）操作

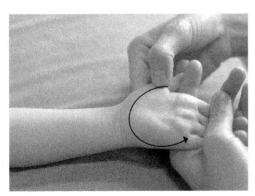

图 3-9　运土入水 2

术者以一手握住小儿食指、中指、无名指和小指，使其掌心向上，另一手拇指指端着力，自小儿拇指根推起，沿手掌边缘，经过小天心、掌小横纹，推运到小指端止，呈单方向反复推运（图3-9）。

（三）功效及应用

本法功效为清脾胃湿热，利尿止泻，其主清热，用于新病实证，如因湿热内蕴而引起的少腹胀满、小便赤涩、小便频数、泄泻、痢疾等病。

十、分　八　道

（一）位置

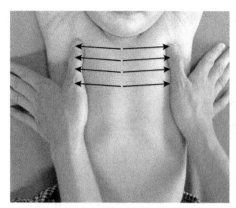

图 3-10　分八道

胸部，第 1～4 肋间。

（二）操作

术者用拇指桡侧缘或大鱼际桡侧缘从胸骨正中线自上而下，自内而外向两侧肋肋分推（图 3-10）。

（三）功效及应用

本法功效为止咳化痰，降逆平喘，用于外感咳嗽、内伤咳嗽、胸闷、气喘、胸痛等病证。

十一、开　璇　玑

（一）位置

前正中线上平第 1 肋间隙至小腹，璇玑穴位于胸部前正中线上，天突穴下 1 寸。

（二）操作

术者用双手拇指从小儿璇玑穴处沿肋间隙自上而下向左右两旁分推至季肋部，再从胸骨下端鸠尾穴向下直推至脐部，然后以脐部为中心顺时针旋转推摩，最后从脐直推至小腹部，上述各法均操作 50～100 次（图 3-11）。

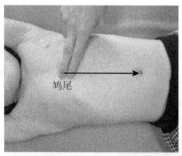

鸠尾

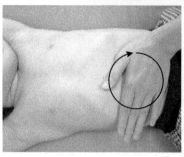

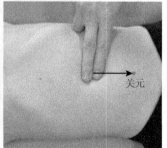

关元

图 3-11　开璇玑

（三）功效及应用

本法功效为宣通气机，消食化痰，降逆止呕，用于风寒束肺、食积不化引起的咳嗽气促、胸腹胀、腹痛、呕吐、泄泻以及外感发热、神昏抽搐等病。

十二、凤 凰 展 翅

（一）位置

手背部。

（二）操作

术者用两手食指、中指二指固定小儿手腕部，同时以拇指指端掐患儿之精灵、威灵穴，上下摇动如凤凰展翅之状。操作时用力要适中，防止牵拉过度而损伤小儿腕关节（图 3-12）。

（三）功效及应用

本法功效为舒喘胀，除噎，定惊，常用于治疗外感引起的发热、腹胀、食欲不振、咳喘、呕逆等病。

十三、苍 龙 摆 尾

（一）位置

肘部及食指、中指、无名指。

（二）操作

术者以一手托住小儿肘部，另一手持握小儿食指、中指、无名指及小指左右摇动，如龙摆尾状（图 3-13）。

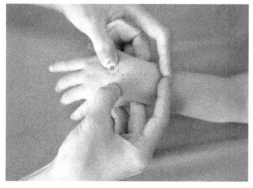

图 3-12 凤凰展翅

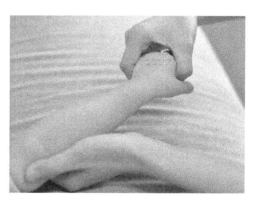

图 3-13 苍龙摆尾

（三）功效及应用

本法功效为开胸顺气，退热，通便，其性凉，用于发热、胸闷、气短、烦躁不安、腹胀、痞满、便秘等病。

十四、赤 凤 摇 头

（一）位置

肘部及中指。

（二）操作

术者以一手托住小儿肘部，另一手拿握小儿中指上下摇动，如赤凤点头状（图3-14）。

（三）功效及应用

本法功效为通利关节，行气活血，宁心安神，定喘，用于上肢麻木痿痹不用、惊风、心悸、胸闷、气喘等病。

十五、二 龙 戏 珠

（一）位置

腕横纹中点至肘横纹。

（二）操作

术者以一手固定小儿腕部，使其掌心向上，前臂伸直，另一手食指、中指二指指端自腕横纹起交替点按至肘横纹（图3-15）。

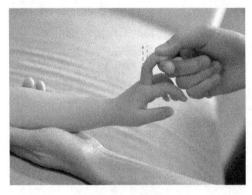 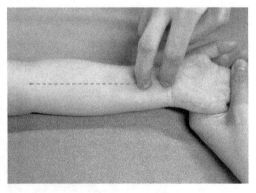

图3-14　赤凤摇头　　　　　　　图3-15　二龙戏珠

（三）功效及应用

本法功效为调理阴阳，和气血，镇惊安神，用于惊风、抽搐、烦躁不安等病。

第二节　特　定　穴

特定穴是小儿推拿的特色穴位，其命名多种多样，如根据人体的部位命名的七节骨，根据脏腑名称命名的五经穴，根据功效命名的端正，根据五行命名的运水入土，根据山谷、河流命名的山根，根据建筑物命名的三关，根据动物名称命名的龟尾，根据哲学名称命名的内、外八卦，根据手法的形象命名的二扇门等。

小儿推拿特定穴具有点、线、面的特点，穴位分散而无系统路径，大多分布于四肢、头面部，尤其是双掌，所谓"小儿百脉汇于两掌"。虽然小儿推拿特定穴无路径可循，然手背凸起如山之巅，为阳，手心凹陷如河流、山之谷底，为阴，因此，位于手背之穴多有温阳之功，位于掌侧之穴多有清热之效。为方便记忆，本书根据穴位的名称、功效，将小儿推拿特定穴归结为五经穴、纹穴、门穴、疏风安神穴、寒凉穴、气穴、温穴七组穴位（图 3-16）。

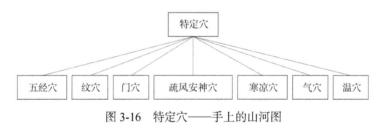

图 3-16　特定穴——手上的山河图

一、五　经　穴

小儿生理上脾肾不足，心肝有余，肺脏娇嫩。因此，肾无实证，只补不清；脾常不足，宜补不宜清；心多有余，宜清不宜补；肝为将军，只清不补；肺为娇脏，可清可补。在手法的清补规律上，一般而言，除肾经外，五经穴中旋推指末节罗纹面为补法；由指尖直推至指根为补法，由指根直推至指尖为清法，肾经恰与之相反；沿指面来回直推为清补法（图 3-17）。

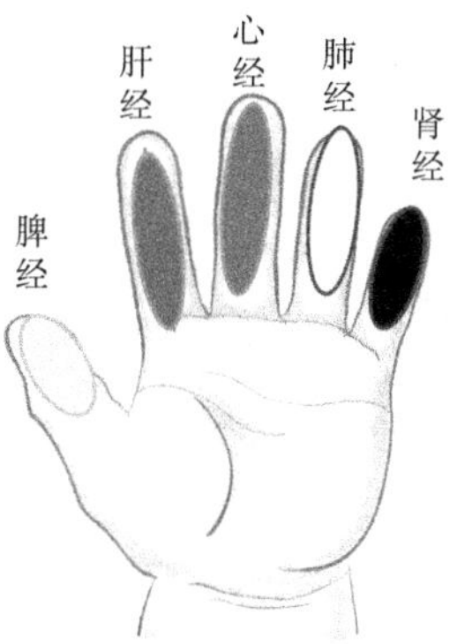

（一）脾经

1. 位置　拇指末节罗纹面，或拇指桡侧指根至指尖。

图 3-17　五经穴

2. 操作　术者以一手将小儿拇指屈曲，另一手拇指指腹沿小儿拇指桡侧自指尖推至指根，或旋推拇指末节罗纹面为补脾经；由拇指桡侧指根直推至指尖为清脾经；沿拇指面来回直推为清补脾经（图 3-18）。

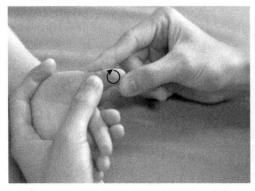
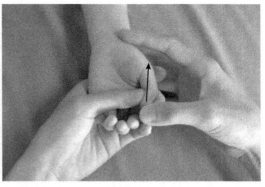

图 3-18　补脾经

3. 功效及应用　补脾经可健脾和胃，补益气血；清脾经可清热利湿，止呕，化痰。补脾经常用于脾胃虚弱所致的腹胀、腹痛腹泻、食欲不振、厌食、疳积等病，也可用于肺脾气虚之久咳、气喘等病；清脾经常用于湿热所致的恶心呕吐、泄泻、痢疾、黄疸等病；清补脾经一般多用于虚中夹实（如脾虚食积）等病证。小儿先天脾不足，多以补为主。

（二）肝经

1. 位置　食指末节罗纹面。

2. 操作　术者旋推小儿食指末节罗纹面，或由指尖直推至指根为补肝经；由指根直推至指尖为清肝经或平肝经（图 3-19）。

3. 功效及应用　清肝经能清肝泻火，平肝潜阳，镇惊除烦，常用于目赤肿痛、口苦、夜啼、烦躁不安、惊风、抽搐、五心烦热等病。肝经一般宜清不宜补，如肝阴虚需补，则以补肾经代替，取"滋水涵木"之意。

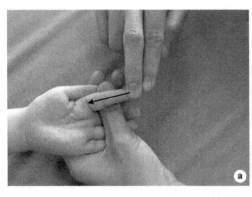
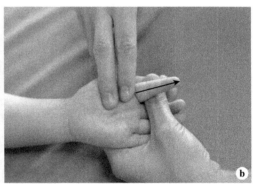

图 3-19　补肝经（a）；清肝经（b）

（三）心经

1. 位置　中指末节罗纹面。

2. 操作　术者旋推小儿中指末节罗纹面，或由中指指尖直推至指根为补心经；由中指指根直推至指尖为清心经；沿中指面来回直推为清补心经。心经一般只清或清补，补法恐扰动心火（图 3-20）。

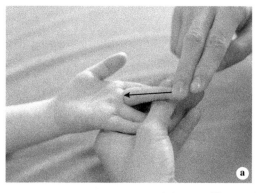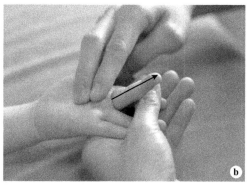

图 3-20　补心经（a）；清心经（b）

3. 功效及应用　清心经能清心除烦，利小便。常用于高热神昏、口舌生疮、小便赤涩、夜啼、惊风等病证。心主火，有的流派不主张直接清心经，以防扰动心火，故以天河水代替。

（四）肺经

1. 位置　无名指末节罗纹面。

2. 操作　术者旋推小儿无名指末节罗纹面，或由指尖直推至指根为补肺经；由指根直推至指尖为清肺经；沿指面来回直推为清补肺经（图 3-21）。

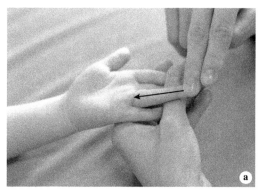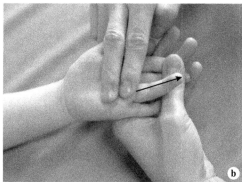

图 3-21　补肺经（a）；清肺经（b）

3. 功效及应用　清肺经可清热解表，宣肺止咳，化痰平喘；补肺经可补肺益气。清肺经常用于外感发热、咳嗽、哮喘等肺经实热证；补肺经用于久咳、气喘、恶寒怕冷、汗多等肺经虚汗证等病证；清补肺经常用于肺虚实夹杂之咳嗽、气喘等病证。

（五）肾经

1. 位置　小指末节罗纹面。

2. 操作　术者旋推小儿小指末节罗纹面，或由指尖直推至指根为补肾经；由指根直推至指尖为清肾经；沿小指指面来回直推为清补肾经（图 3-22）。

3. 功效及应用　补肾经可补肾填精，温补下元；清肾经可清虚热。补肾经常用于先天不足、久病体虚、遗尿、尿频、咳嗽气短等病证；清肾经常用于虚火牙痛、反复口疮等病证。肾为先天之本，以虚证为主，多用补法。

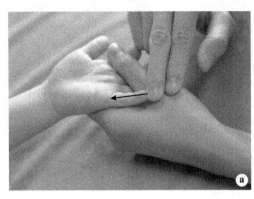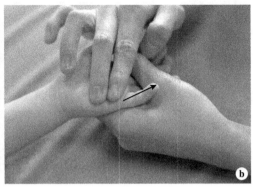

图 3-22 补肾经（a）；清肾经（b）

小结：脾经能健脾和胃，补益气血，清热利湿，止呕化痰；肝经能清肝泻火，平肝潜阳，镇惊除烦；心经能清心除烦，利小便；肺经能清热解表，宣肺止咳，化痰平喘，补肺益气；肾经能补肾填精，温补下元，清虚热。

二、纹　穴

（一）四横纹

1. 位置 掌面，食指、中指、无名指、小指第 1 指间关节横纹。

2. 操作 术者用指端掐揉小儿掌面食指、中指、无名指、小指第 1 指间关节横纹，称为掐揉四横纹；用拇指指腹从食指推至小指，称为推四横纹（图 3-23）。

3. 功效及应用 退热除烦，消胀散结，理气导滞，调气行血。常用于腹胀、腹痛、胃痛、厌食、疳积等病证。本穴掐法偏于消滞，推法偏于调和气血。

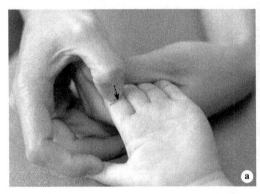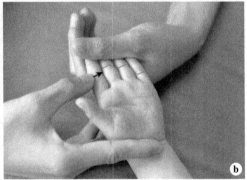

图 3-23 掐揉四横纹（a）；推四横纹（b）

（二）小横纹

1. 位置 掌面，食指、中指、无名指、小指掌指关节横纹。

2. 操作 术者用拇指指端掐揉小儿掌面食指、中指、无名指、小指掌指关节横纹，称为掐揉小横纹；将小儿四指并拢，用拇指指腹从食指推至小指，称为推小横纹（图3-24）。

3. 功效及应用　退热除烦，消积散结，化痰止咳，常用于腹胀、腹痛、口疮、流涎、咳嗽、痰多等病证。

（三）掌小横纹

1. 位置　掌面，小指指根下掌横纹头。

2. 操作　术者用拇指指端掐揉小儿掌面小指根下掌横纹头处，称为掐揉掌小横纹（图3-25）。

3. 功效及应用　宽胸理气，清热散结，化痰止咳，常用于咳嗽痰多、气喘、胸闷、咽喉不利等病证。

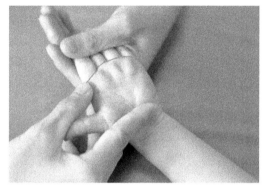

图 3-24　推小横纹

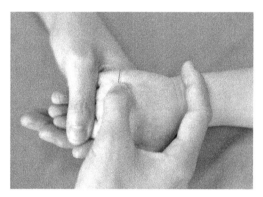

图 3-25　掐揉掌小横纹

穴位鉴别：小横纹与掌小横纹均有清热止咳的功效，小横纹多用于干啰音咳嗽，掌小横纹多用于湿啰音咳嗽；小横纹擅于清脾胃之热，掌小横纹擅于清肺胃之热。

（四）大横纹

1. 位置　腕掌横纹，桡侧为阳，尺侧为阴。

2. 操作　术者用两手拇指指腹自小儿腕掌横纹中点向外分推，称为分大横纹，又称分手阴阳；术者两手拇指自小儿腕掌横纹两侧向中点推之，称为合推大横纹，又称合手阴阳（图3-26）。

3. 功效及应用　分手阴阳可平衡阴阳，调五脏，和气血，畅气机；合手阴阳可化痰散结。常用于寒热往来、烦躁不安、夜啼、腹胀、腹泻、呃逆、痰喘、汗证等病证。

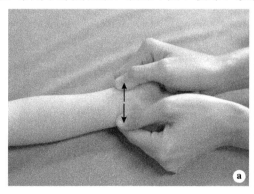

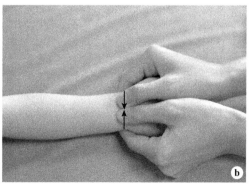

图 3-26　分大横纹（a）；合推大横纹（b）

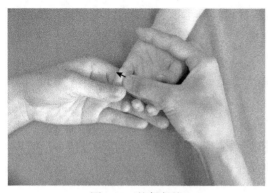

图 3-27　按揉肾纹

（五）肾纹

1. 位置　掌面，小指第 2 指间关节横纹。

2. 操作　术者用拇指指端按揉小儿掌面小指第 2 指间关节横纹处，称为按揉肾纹（图 3-27）。

3. 功效及应用　清热祛风，明目，散瘀结，常用于风热所致的目赤肿痛、迎风流泪、畏光、眼眵多、睑腺炎等目系病证，也可用于高热、烦躁、夜啼等病证。

小结：四横纹、小横纹、掌小横纹、肾纹均能清热散结。四横纹、小横纹两者均能除烦，四横纹并能理气导滞，调气行血。小横纹、掌小横纹均能化痰止咳，小横纹兼能消积，擅于清脾胃之热，主治肺部有干啰音者；掌小横纹能宽胸理气，擅于清肺胃之热，主治肺有湿啰音者。大横纹能平衡阴阳，调五脏，和气血，畅气机，化痰散结；肾纹能清热祛风，明目。

三、门　穴

（一）囟门

1. 位置　一般指前囟，在前发际正中直上约 2 寸未闭合的菱形凹陷处。

2. 操作　术者用掌心，或食指、中指、无名指指腹轻揉小儿前囟，或用拇指指腹快速轻推之。注意避开凹陷，轻揉或轻推凹陷周边（图 3-28）。

3. 功效及应用　益智健脑，升阳举陷，镇惊安神，通窍，常用于高热、头痛、鼻炎、惊风、夜啼、久泻、脱肛、遗尿、多动症、自闭症、五迟五软等病证。

（二）天门

1. 位置　两眉头中间直上至前发际的一直线。

2. 操作　术者两手拇指指腹自小儿两眉头中点自下而上交替直推至前发际，称为开天门（图 3-29）。

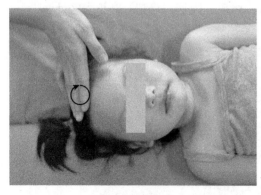

图 3-28　揉囟门

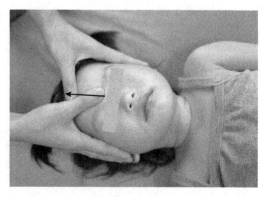

图 3-29　开天门

3. 功效及应用 疏风解表,开窍醒脑,镇惊安神,启迪智力,常用于外感疾病(如感冒、发热)以及头痛、惊风等病证。本穴因有启迪智力的功效,又称智慧之门。

（三）二扇门

1. 位置 掌背,中指掌指关节两侧凹陷处。

2. 操作 术者用两拇指,或食指、中指二指指端掐揉小儿掌背中指掌指关节两侧凹陷处,称为掐揉二扇门(图3-30)。

3. 功效及应用 发汗透表,退热平喘,常用于外感风寒、畏寒、发热无汗、咳嗽痰喘、惊风等病证。本穴因发汗之力强,又称为发汗之门。

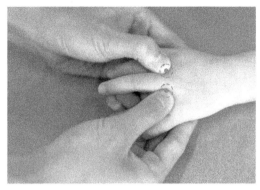

图3-30 掐揉二扇门

（四）板门

1. 位置 掌面,大鱼际平面。

2. 操作 术者用拇指,或中指指端揉小儿大鱼际平面,称为揉板门;用拇指指腹,或食指、中指自小儿腕横纹推至拇指指根,称为横纹推向板门,又称清板门;反之为板门推向横纹(图3-31)。

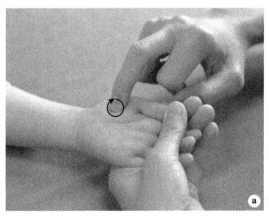
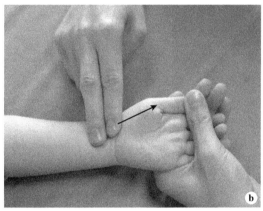
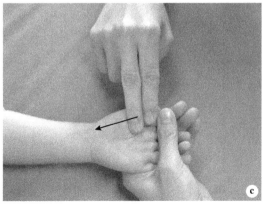

图3-31 揉板门(a);横纹推向板门(b);板门推向横纹(c)

3. 功效及应用　健脾和胃，消积导滞，降逆止呕，止泻，运达上下之气。本穴可疏通上、中、下三焦之气，擅于健脾和胃，又称脾胃之门，常用于腹胀、嗳气、呃逆、呕吐、腹痛、腹泻、积滞等病证。

（五）胃经

1. 位置　大鱼际赤白肉际处，或掌侧，拇指掌指关节与第 1 指间关节之间。

2. 操作　术者以拇指指腹，或食指、中指并拢沿小儿大鱼际赤白肉际处直推，由拇指掌指关节直推至掌根，或自拇指第 1 指间关节推至掌指关节为补胃经，反之为清胃经；沿指面来回直推为清补胃经（图 3-32）。

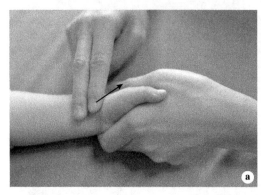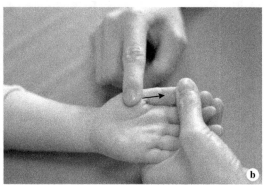

图 3-32　清胃经

3. 功效及应用　补胃经可健脾和胃，助消化；清胃经可清胃热，降逆止呕，通腑气。补胃经常用于脾胃虚弱所致的食欲不振、消化不良、厌食、疳积等病证；清胃经常用于胃热所致的呃逆、呕吐、腹胀、消谷善饥、牙痛、口臭、积滞等病证。胃以通为降，以降为和，故本法多以清为主。

穴位鉴别：胃经位于大鱼际赤白肉际处，板门位于大鱼际平面，有的流派认为，清板门等同于清胃经，均有健脾和胃、消食化滞、止呕的功效；清板门兼有运达上下之气、通便、止泻的功效。胃经以清为主，板门可清可补。

（六）二便之门

1. 大肠经

（1）位置：虎口至食指指尖的一条直线。

（2）操作：术者用拇指指腹，或食指、中指并拢，自小儿食指指尖推至虎口，称为补大肠经；反之为清大肠经；来回直推为清补大肠经（图 3-33）。

（3）功效及应用：补大肠经可涩肠止泻，固脱；清大肠经可清利湿热，通调肠腑，消积导滞。补大肠经常用于久泻、久痢、脱肛等病证；清大肠经常用于便秘、湿热泄泻、腹胀、腹痛、黄疸等病证。

2. 膊阳池

（1）位置：腕背横纹上 3 寸，桡骨与尺骨之间。

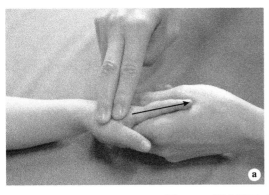
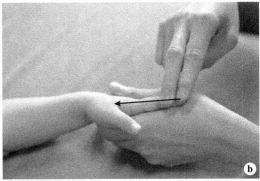

图 3-33 清大肠经（a）；补大肠经（b）

（2）操作：术者用拇指，或中指指腹按揉小儿腕背横纹上 3 寸，桡骨与尺骨之间，称为按揉膊阳池（图 3-34）。

（3）功效及应用：祛风解表，通利二便，常用于感冒、咳嗽、气喘、头痛、大便秘结、小便短涩等病证。

3. 七节骨

（1）位置：第 4 腰椎至尾椎骨端的一直线。

（2）操作：术者用拇指，或食指、中指

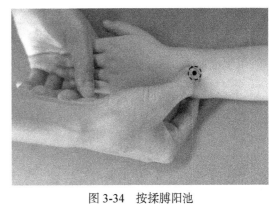

图 3-34 按揉膊阳池

指腹自小儿尾椎骨直推至第 4 腰椎，称为上推七节骨，反之为下推七节骨（图 3-35）。

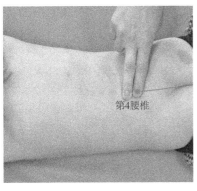
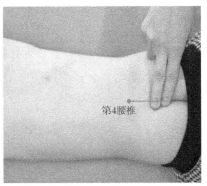

第4腰椎 第4腰椎

图 3-35 下推七节骨（a）；上推七节骨（b）

（3）功效及应用：下推七节骨可通便泻热；上推七节骨可涩肠止泻，常用于腹泻、便秘、痢疾、脱肛、遗尿等病证。

4. 龟尾

（1）位置：尾椎骨端凹陷处。

（2）操作：术者用拇指或中指指腹揉小儿尾椎骨端凹陷处，称为揉龟尾（图 3-36）。

（3）功效及应用：涩肠止泻，润肠通便，常用于腹泻、便秘、痢疾等病证。龟尾为督脉的起点，有通调督脉之气的功效，且位于肛门之上，有调节肛门开阖之功。

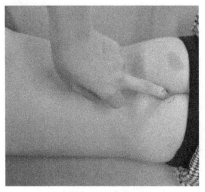

图 3-36　揉龟尾

5. 小肠经

（1）位置：小指尺侧缘，指尖至指根的一条直线。

（2）操作：术者用拇指指腹，或食指、中指并拢，沿小儿小指尺侧缘自指根直推至指尖，称为清小肠经，反之为补小肠经（图 3-37）。

（3）功效及应用：补小肠经可温补下焦；清小肠经可清利下焦，泌别清浊。补小肠经常用于下焦虚寒所致的尿频、遗尿等病证；清小肠经常用于小便赤涩、癃闭、淋证等病证。

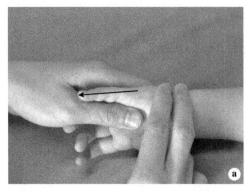
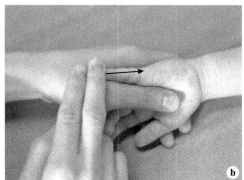

图 3-37　清小肠经（a）；补小肠经（b）

6. 箕门

（1）位置：大腿内侧，髌底内上缘直上至腹股沟的一条直线。

（2）操作：术者用一手固定患儿腿部，另一手食指、中指二指指腹自小儿髌底内上缘直推至腹股沟，称为推箕门（图 3-38）。

（3）功效及应用：清热利尿，祛湿退黄，常用于黄疸、湿疹、小便短涩、癃闭、淋证等病证。本穴利尿功效强，又称水道之门。

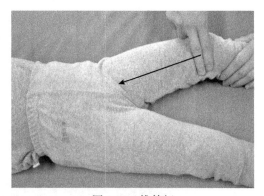

图 3-38　推箕门

小结：囟门能益智健脑，并能升阳举陷，镇惊安神，通鼻窍；天门为智慧之门，能启迪智力，并能疏风解表，开窍醒脑，镇惊安神；二扇门为发汗之门，并能退热平喘；板门为脾胃之门，能健脾和胃，消积导滞，降逆止呕，运达上下之气，并能止泻；胃经能健脾和胃，助消化，清胃，降逆止呕，通腑气。二便之门中大肠经、膊阳池、七节骨、龟尾均能通大便，大肠经、七节骨、龟尾三者均能止泻，大肠经并能通调肠腑，固脱，清利湿热，消积导滞，膊阳池并能祛风解表，龟尾并能通调督脉之气。小肠经、箕门均能利尿，小肠经并能泌别清浊；箕门并能清热，祛湿退黄。其他通大便手法还有揉脐及龟尾并推七节骨法、运水入土、抱肚法、苍龙摆尾等；其他利小便手法还有运土入水、清揉心经、搞小天心、揉二人上马等。

四、疏风安神穴

（一）坎宫

1. 位置　两眉头至眉梢的一条横线。

2. 操作　术者用两手拇指指腹分别自小儿两眉头沿眉走向推至眉梢，称为推坎宫（图 3-39）。

3. 功效及应用　疏风解表，开窍醒脑，镇惊安神，明目止痛，常用于外感疾病（如感冒、发热），眉棱骨痛，头痛，以及目赤肿痛、迎风流泪、近视、斜视等目疾。

（二）太阳

1. 位置　目外眦后凹陷处。

2. 操作　术者用两拇指或中指指腹分别按揉小儿两目外眦后凹陷处，称为按揉太阳穴（图 3-40）。

3. 功效及应用　疏风解表，清热明目，止痛，常用于外感发热、头痛、面瘫等病证。

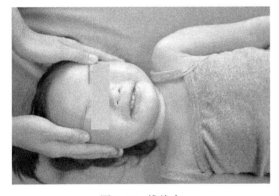

图 3-39　推坎宫

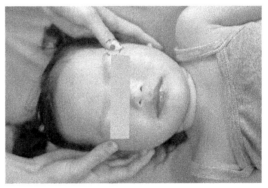

图 3-40　按揉太阳穴

（三）耳后高骨

1. 位置　乳突后缘高骨下 1 寸凹陷中。

2. 操作　术者两手拇指或中指指腹按揉小儿乳突后缘高骨下 1 寸凹陷处，称为按揉耳后高骨（图 3-41）。

3. 功效及应用　疏风解表，镇惊安神，除烦，常用于外感发热、头痛、惊风、夜啼、抽搐、耳鸣、耳聋、中耳炎等病证。

穴位鉴别：开天门、推坎宫、运太阳、揉耳后高骨组合为疏风解表四大手法。四者

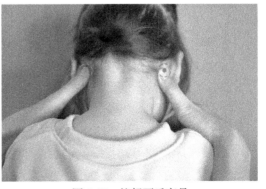

图 3-41　按揉耳后高骨

皆有疏风解表的功效，开天门、推坎宫、揉耳后高骨均可开窍醒脑；推坎宫、运太阳可明目止痛；开天门还能启迪智力；运太阳还能清热；揉耳后高骨还能除烦。

（四）小天心

1. 位置   大、小鱼际交接凹陷中。

2. 操作   术者用拇指指端揉小儿大、小鱼际交接凹陷处，称为揉小天心；用拇指指端掐之，称为掐小天心；用中指指尖，或屈曲的指间关节捣之，称为捣小天心（图3-42）。

3. 功效及应用   镇惊安神，清心明目，利尿。本穴为清心安神要穴，常用于心经有热的高热神昏、惊风、夜啼、不寐、烦躁不安、口舌生疮、目赤肿痛、小便短赤等病证。

（五）五指节

1. 位置   手背，五指第1指间关节横纹处。

2. 操作   术者用拇指指甲掐小儿五指第1指间关节横纹处，称为掐五指节（图3-43）。

3. 功效及应用   祛风通窍，镇惊安神，祛痰，常用于惊风、抽搐、夜啼、夜寐不安、咳嗽、痰喘等病。

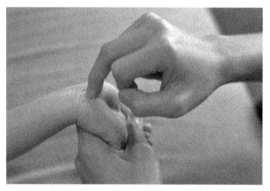

图 3-42   捣小天心

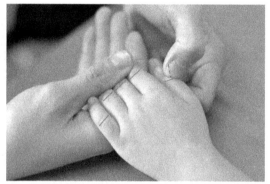

图 3-43   掐五指节

（六）老龙

1. 位置   手背，距中指指甲根 0.1 寸。

2. 操作   术者用拇指指甲掐小儿手背距中指指甲根 0.1 寸处，称为掐老龙（图 3-44）。

3. 功效及应用   开窍醒神，镇惊安神，常用于惊风、夜啼、昏厥、抽搐等病证。

（七）威灵

1. 位置   掌背，第 2、3 掌骨歧缝间。

2. 操作   术者用中指指尖掐揉小儿手掌背第 2、3 掌骨歧缝间，称为掐揉威灵（图 3-45）。

3. 功效及应用   开窍醒神，镇惊安神，常用于惊风、抽搐、昏厥、夜啼、睡卧不安、咳嗽痰喘、腹胀、痞满、积滞等病证。

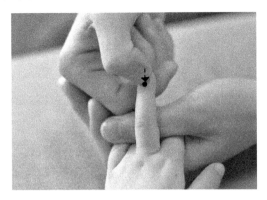

图 3-44　掐老龙

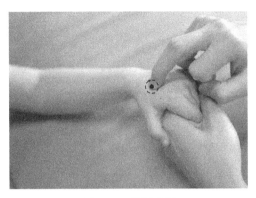

图 3-45　掐揉威灵

小结：开天门、推坎宫、运太阳、揉耳后高骨均能疏风解表，开天门、推坎宫、揉耳后高骨三者尚能安神；捣小天心、掐五指节、掐老龙、掐揉威灵均能镇惊安神，捣小天心并能清热明目，利尿，掐五指节并能祛风通窍，祛痰，掐老龙、掐揉威灵并能开窍。其他安神手法还有猿猴摘果、水底捞明月、打马过天河、凤凰展翅、揉耳摇头、赤凤摇头、二龙戏珠、清肝经、拍心包经、揉囟门、揉心俞、揉肝俞等。

五、寒　凉　穴

（一）天河水

1. 位置　在前臂，自腕横纹中点至曲泽穴呈一条直线。

2. 操作　术者用一手固定患儿腕部，另一手食指、中指并拢，自小儿腕横纹推至曲泽，称为清天河水（图 3-46）。

3. 功效及应用　清热解表，泻火除烦，利尿，用于各种热证。

穴位鉴别：清天河水与打马过天河均有清热泻火的功效，清天河水偏于清热，打马过天河偏于镇惊安神。

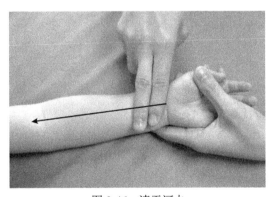

图 3-46　清天河水

（二）六腑

1. 位置　前臂尺侧，自肘横纹头至腕横纹的一条直线。

2. 操作　术者一手固定患儿腕部，一手食指、中指并拢，自小儿肘横纹头下推至腕横纹，称为退六腑（图 3-47）。

3. 功效及应用　清热，解毒，凉血，通腑，常用于高热烦渴、咽喉肿痛、口臭、口舌生疮、牙龈肿痛、惊风、夜啼、大便秘结、热痢等病证。

穴位鉴别： 清天河水与退六腑均有清热的功效，清天河水偏于清卫分、气分之热，退六腑偏于清营分、血分之热。

（三）二人上马

1. 位置 掌背，第 4、5 掌指关节后方凹陷处。

2. 操作 术者用一手固定患儿手掌部，另一手拇指或中指指端按揉小儿掌背第 4、5 掌指关节后方凹陷处，称为揉二人上马（简称揉二马）（图 3-48）。

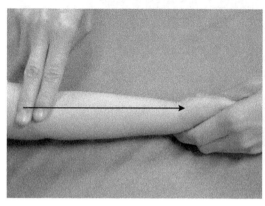

图 3-47 退六腑

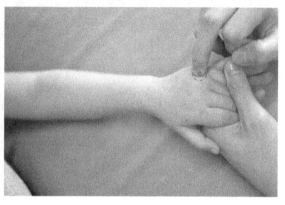

图 3-48 揉二人上马

3. 功效及应用 滋阴补肾，顺气散结，利水通淋，常用于腰膝酸软、五迟五软、耳鸣耳聋、虚火牙痛、夜啼、潮热盗汗、咽干口燥、气短久咳、尿频、遗尿、小便赤涩、癃闭、淋证等病证。

穴位鉴别： 揉二人上马与运内劳宫均有清虚热的功效，揉二人上马兼有滋阴补肾、顺气散结、利尿通淋的功效，运内劳宫主清心、肾两经之热。

小结： 清天河水能清卫分、气分之热，或心热，并能除烦，利尿；退六腑能清营分、血分之热，并能通腑；揉二人上马能滋阴以清虚热，并能补肾，顺气散结，利水通淋。其他清热手法还有打马过天河、苍龙摆尾、五经穴清法、推四横纹、推小横纹、掐揉掌小横纹、水底捞明月、揉总筋、运内劳宫、捣小天心、推天柱骨、揉涌泉等。

六、气　穴

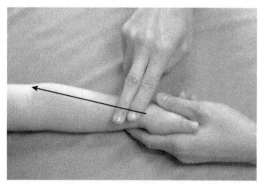

图 3-49 推三关

（一）三关

1. 位置 前臂桡侧，阳池至曲池的一直线。

2. 操作 术者食指、中指并拢，自小儿阳池推至曲池，称为推三关（图 3-49）。

3. 功效及应用 补气行气，温阳散寒，发汗解表。本穴为大温大补之穴，用于一切寒证，如恶寒发热、无汗或汗出不畅、鼻流清涕、手足不温、气血虚弱、病后体虚等病证。

（二）内八卦

1. 位置　掌面，以掌心为圆心，取圆心至中指指根的 2/3 距离为半径画圆，将圆周平均分为八份，沿中指根向小指根掌根至食指指根下端分别为离、坤、兑、乾、坎、艮、震、巽八宫，即八卦。

2. 操作　术者用一手拇指指腹按住离宫，余四指固定小儿手指以露出掌心，一手拇指指腹顺时针，自乾宫向坎宫运至兑宫，称为顺运内八卦；自兑宫起向坤宫逆时针运至乾宫，称为逆运内八卦（图 3-50）。

3. 功效及应用　顺运内八卦可宽胸利膈，健脾化痰，消积散结；逆运内八卦可降逆止呕。顺运内八卦常用于胸闷、气短、咳嗽、气喘、腹胀、厌食、痞积等病证；逆运内八卦常用于呕吐、呃逆等病证。

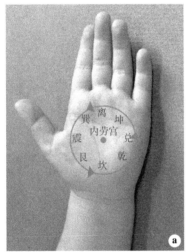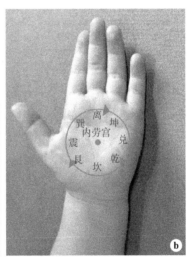

图 3-50　运内八卦

顺运内八卦（a）；逆运内八卦（b）

（三）端正

1. 位置　手背，距中指指甲根 0.1 寸，左右各一，左为左端正，右为右端正。

2. 操作　术者用拇指指甲掐小儿两中指指甲根两侧 0.1 寸处，称为掐端正（图 3-51）。

3. 功效及应用　掐左端正可升阳止泻；掐右端正可降逆止呕。掐左端正常用于腹泻、痢疾、久泄脱肛等病证；掐右端正常用于胃气上逆所致的呕吐、呃逆、嗳气、鼻衄等病证。

（四）精宁

1. 位置　掌背第 4、5 掌骨歧缝间。

2. 操作　术者用拇指或中指指甲掐揉小儿掌背第 4、5 掌骨歧缝间，称为掐揉精宁（图 3-52）。

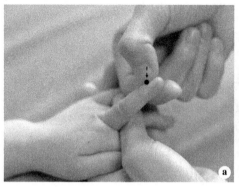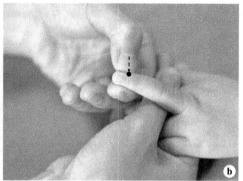

图 3-51 掐端正

掐右端正（a）；掐左端正（b）

3. 功效及应用   行气，化痰，破结，常用于痰喘、疳积、干呕、哮吼、眼干等病证。本穴擅于化痰破结，虚者慎用之。临床上，多与威灵组合用于急救。

（五）肝顶

1. 位置   食指指尖顶端正中。

2. 操作   术者用拇指指端掐小儿食指指尖顶端正中处，称为掐肝顶（图 3-53）。

3. 功效及应用   疏肝平肝，降逆止呕，常用于肝气上逆所致的呃逆、呕吐、烦躁不安等病证。

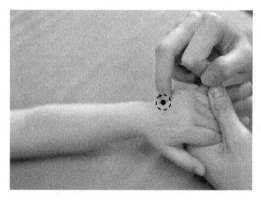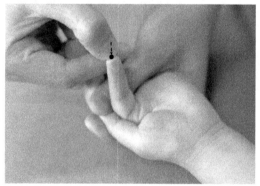

图 3-52 掐揉精宁   图 3-53 掐肝顶

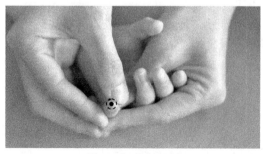

图 3-54 按揉肾顶

（六）肾顶

1. 位置   小指指尖顶端正中。

2. 操作   术者用拇指指端掐小儿小指指尖顶端正中处，称为掐肾顶；用拇指指端按揉之，称为按揉肾顶（图 3-54）。

3. 功效及应用   收敛元气，固表止汗，补肾强骨，常用于先天不足、久病体虚、五迟五软、自汗盗汗、久泻、脱肛、尿频、遗尿等病证。

（七）天柱骨

1. 位置 项部，当后发际正中与大椎穴
的一直线。

2. 操作 术者用拇指，或食指、中指指
腹自小儿后发际正中下推至大椎处，称为推
天柱骨（图 3-55）。

3. 功效及应用 清热祛风，降逆止呕，
常用于感冒、咳嗽、哮喘、咽痛、呕吐、呃
逆、头晕、头痛等病证。

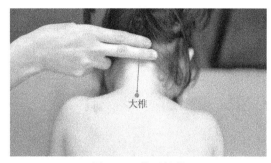

图 3-55　推天柱骨

穴位鉴别：推天柱骨与逆运内八卦均有
降逆止呕的功效，推天柱骨兼有祛风清热的功效，主治外感热证，逆运内八卦主要用于脾
胃不和所致的呕吐。

（八）乳根

1. 位置 当乳头直下 2 分。

2. 操作 术者用两手拇指，或中指指腹按揉小儿乳头直下 2 分处，称为按揉乳根
（图 3-56）。

3. 功效及应用 理气宽胸，化痰止咳，消食化滞。常用于胸闷胸痛、咳嗽、气喘、食
滞胸痞等病证。

（九）乳旁

1. 位置 当乳头旁开 2 分。

2. 操作 术者用两手拇指，或中指指腹按揉小儿乳头旁开 2 分处，称为按揉乳旁；也可
以食、中二指配合，分别置于同侧乳根、乳旁两穴同时按揉，称为按揉乳根、乳旁（图 3-57）。

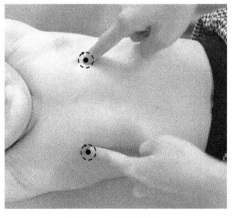

图 3-56　按揉乳根

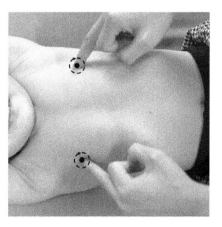

图 3-57　按揉乳旁

3. 功效及应用　理气宽胸，化痰止咳，常用于胸闷胸痛、咳嗽、痰鸣、呕吐等病证。

（十）腹

1. 位置　整个腹部。

2. 操作　术指用全掌或四指并拢以指面摩小儿腹部，称为摩腹（图3-58），顺时针为泻，逆时针为补。自剑突起沿肋缘走向，从中间向两侧分推，称为分腹阴阳，左为阳，右为阴。

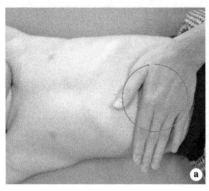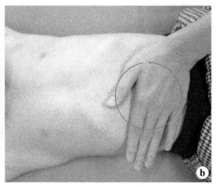

图3-58　顺时针摩腹（a）；逆时针摩腹（b）

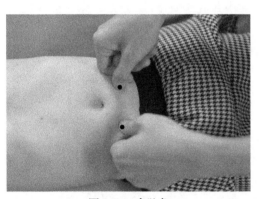

图3-59　拿肚角

3. 功效及应用　理气止痛，消积化滞，常用于各种原因所致的腹痛、腹胀等病证。

（十二）总筋

1. 位置　腕横纹中点。

2. 操作　术者一手固定患儿手部，一手拇指指端揉或掐小儿腕横纹中点处，称为掐揉总筋（图3-60）。

3. 功效及应用　清热除烦，镇惊安神，通调周身气机，常用于夜啼、惊风、烦躁不安、

3. 功效及应用　摩腹能健脾和胃，理气止痛，消食导滞。分腹阴阳能健脾和胃，理气消积。常用于食欲不振、乳食内积、腹胀、呕吐等病证。

（十一）肚角

1. 位置　腹部，脐下2寸，旁开2寸。

2. 操作　术者两手拇指与食、中二指分开，相对用力提拿小儿脐下2寸，旁开2寸处，称为拿肚角（图3-59）。

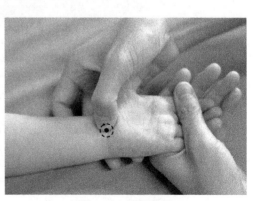

图3-60　掐揉总筋

五心烦热、口舌生疮、多动症、抽动症等病证。

小结：推三关能补气且行气，性温，并能温阳散寒，发汗解表；顺运内八卦能理上、中焦之气及降气，并能健脾化痰，消积散结；掐端正能调中、下焦之气，左升气而右降气；掐揉精宁能行痰散结；掐肝顶能疏调上逆之肝气；掐肾顶能收敛元气，并能固表止汗，补肾强骨；推天柱骨能降上、中焦之气逆，并能清热祛风；按揉乳根、乳旁能理肺胃之气，并能化痰止咳；摩腹能理脾胃、肠道之气，并能健脾和胃，消食导滞；拿肚角能理腹之气以止痛，并能消积化滞；掐揉总筋能通调周身气机，并能清热除烦，镇惊安神。其他的气穴手法还有黄蜂入洞、按弦走搓摩、天门入虎口、抱肚法、苍龙摆尾、赤凤摇头、推四横纹、掐揉掌小横纹、揉板门、清胃经、揉一窝风、揉膻中、揉脐等。

七、温　穴

（一）外劳宫

1. 位置　在手背正中央，与内劳宫相对。

2. 操作　术者一手固定患儿手部，一手拇指或中指指腹按揉小儿手背中央处，称为按揉外劳宫（图 3-61）。

3. 功效及应用　温阳散寒，升阳举陷，发汗解表。本穴为温性要穴，常用于外感风寒、鼻流清涕，以及寒入脏腑所致的腹痛肠鸣、腹泻、完谷不化、多汗、尿频、遗尿等病证。

穴位鉴别：揉外劳宫与推三关均可温阳散寒，发汗解表，推三关擅于补气行气，揉外劳宫擅于温阳散寒，且兼有升阳举陷之功。

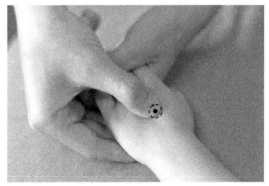

图 3-61　按揉外劳宫

（二）一窝风

1. 位置　在掌背，腕背横纹中央凹陷处。

2. 操作　术者一手固定患儿手部，一手拇指或中指指腹按揉小儿腕背横纹中央凹陷处，称为揉一窝风（图 3-62）。

3. 功效及应用　温中行气，利关节，止痹痛，散寒解表，常用于风寒感冒、咳嗽、气喘、腹中冷痛、四肢逆冷等病证。

穴位鉴别：揉一窝风、拿肚角均为止痛手法，揉一窝风还可利关节，止痹痛，解表；拿肚角还可理气，消积化滞。

（三）脐

1. 位置　肚脐。

2. 操作　术者用大鱼际、掌根或中指指端揉小儿肚脐，称为揉脐（图 3-63）。

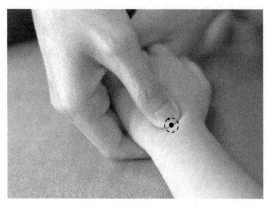

图 3-62　揉一窝风

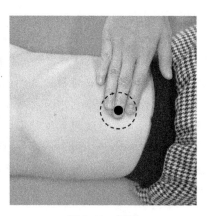

图 3-63　揉脐

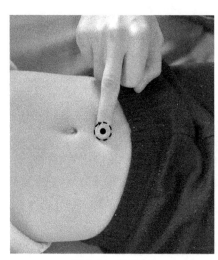

图 3-64　揉丹田

3. 功效及应用　温阳散寒，补益气血，健脾和胃，消食导滞，其性温，多用于中、下焦寒证，如腹泻、腹痛、遗尿、便秘等病证。

（四）丹田

1. 位置　脐下正中 2～3 寸。

2. 操作　术者用中指指面，或四指揉小儿脐下正中 2～3 寸处，称为揉丹田（图 3-64）；用掌面摩之，称为摩丹田。

3. 功效及应用　培肾固本，温养下元，泌清别浊，其性温，多用于泌尿、生殖系统疾病，如小儿先天不足，寒凝少腹引起的腹痛、遗尿、疝气、脱肛等病证。

穴位鉴别：揉丹田与清小肠经均有泌清别浊的功效，揉丹田兼有培肾固本、温养下元之功，清小肠经兼清利下焦湿热。

小结：按揉外劳宫能温阳散寒，并能升阳；揉一窝风能温中，并能利关节，止痹痛；两者均能发汗解表。揉脐能散中、下焦之寒，并能补益气血，健脾和胃，消食导滞。揉丹田能温养下元，并能培肾固本，泌清别浊。其他的温性手法还有天门入虎口、五经穴补法、推三关等。

第四章 小儿常见病的证候病机推拿方

疾病的症状、体征是内在脏腑功能变化的征象，治病必求于本，本即脏腑功能。在证候病机中，病性对疾病发展的整体趋势具有引领作用，病位对疾病发生的关键位点具有定位意义。鉴于病性、病位在证候病机中的重要性，故小儿推拿证候病机方是以病性作为君穴的选穴依据，病位作为臣穴的选穴依据，以兼次症或伴随症作为配穴的选穴依据。病性分为寒、热、虚、实四种，其治疗原则分别为寒者热之、热者寒之，实者泻之、虚者补之，如寒性病证可选择具有温阳散寒功效的揉外劳宫、推三关为君穴；热性病证可选择具有清热功效的清天河水、退六腑为君穴，具体应用时应根据热所在卫、气、营、血的不同阶段而选择两者组合，或其中之一；虚性病证，气虚者可选择具有补气功效的推三关为君穴；阴虚者可选择具有清虚热功效的清天河水、揉二马为君穴；阳虚则寒，其君穴同寒性病证；气为血之帅，气能生血、行血、摄血，故血虚病证的君穴同气虚病证；实性分寒、热，其病证的君穴同寒性、热性。寒热或虚实夹杂病证的君穴应根据具体病情的需要而调整寒、热、虚、实君穴的操作时间比例。见如下简表（表4-1）。

表 4-1 证候病机推拿方君穴

病性		君穴（包括手法）	原则
寒性		揉外劳宫、推三关	寒者热之
热性		清天河水、退六腑	热者寒之
虚性	阴虚	清天河水、揉二马	
	阳虚	揉外劳宫、推三关	
	气虚	推三关	虚者补之
	血虚	推三关	
实性		揉外劳宫、推三关、清天河水、退六腑	实者泻之

第一节 发 热

发热，即为体温超过正常高值，或24小时内体温波动＞1℃，是小儿时期常见病。小儿正常体温范围：肛温36.5～37.5℃，口腔温度36.2～37.3℃，腋温35.9～37.2℃。小儿为纯阳之体，脏腑娇嫩，易于感邪，且发病迅速，感邪后易于化热，故小儿易反复发热。《景岳全书》记载："小儿发热证，其最要者有四：一则外感发热，二则疮毒发热，三则痘疹发热，四则疳积发热。凡此四者之外，如饮食、惊风、阴虚、变蒸之类，虽亦有之，然各有其说，均当详辨。"可见，并非所有的发热都源于外感六淫，此外尚有饮食、受惊、生长等原因，应根据主症、伴随症状、临床体征、病史，结合发病的地区性、实验室检查及其他相关辅助检查，综合分析，辨证论治。

一、病 因 病 机

小儿纯阳之体，脏腑娇嫩，形气未充，易于传变，外邪乘虚侵袭，加之护理不当，导致卫外不固，正邪相争，营卫失和，而致外感发热；明代《古今医鉴》云"小儿脾胃，本自柔脆，食之过多，损伤脾胃，脾胃即伤，则不能消化水谷；水谷不化，则停滞而发热"，即小儿素体脾虚，脾虚则运化无力，若过度喂养，易致乳食内伤，积滞日久导致肺胃热盛，内郁于脏腑而发热；小儿纯阳之体，感邪后易于化热，水不制火，阳盛阴衰而发热；小儿体质素虚，久病伤阴可致阴虚发热；或后天失于调护，导致脾胃阳气虚弱，浮越于外，或脾胃元气下陷致肝肾相火上乘而致气虚发热；或暴受惊恐，肝阳不疏，郁抑化火，外熏皮肤而为发热。

二、辨 证 分 型

小儿发热大体分为外感发热、肺胃实热、阴虚发热、气虚发热四型，其中以外感发热最为常见，在病程中还易出现各种兼证、变证，如惊风、抽搐等，应密切关注小儿的精神状态和体温变化。

（一）外感发热

风寒者，恶寒重，发热轻，鼻塞，流清涕，喷嚏，咽痒，无汗，头痛，舌淡，苔薄白，指纹鲜红，脉浮紧。风热者，发热重，恶风，汗微出，鼻塞，流黄或浊涕，唇干，咽痛，大便干结，小便黄，苔薄黄，舌红，指纹紫，脉浮数。

（二）肺胃实热

高热，烦躁，面赤，咽红或肿，口干而渴，口臭，纳呆，大便干结，舌质红，苔黄燥，指纹紫滞，脉数或滑数。

（三）阴虚发热

午后低热，潮热盗汗，手足心热，烦躁不安，睡后易醒，食欲不振，舌红少津，苔少或无苔，指纹淡紫，脉细数。

（四）气虚发热

反复低热，倦怠乏力，气短懒言，恶风，易汗出，面色萎黄或苍白，舌淡，苔薄白，指纹淡，脉无力。

三、诊 断 要 点

1. 病史 有受风、受惊、饮食过度病史，或素体虚弱、为新生儿，或有肺炎等严重感染倾向者。

2. 临床表现　体温高于正常高值，或口干面红，烦躁不安，但体温不高。

3. 辅助检查　白细胞计数和中性粒细胞升高，多考虑细菌感染；白细胞计数和中性粒细胞正常或减少时，通常考虑病毒感染。

四、鉴 别 诊 断

夏季热　多发生于 3 岁以下婴幼儿，且有明显的季节性，集中在 6、7、8 三个月，长期低热，伴口渴多饮、多尿、无汗等，入秋后可自行好转。

五、证候病机推拿方

（一）外感发热

1. 风寒犯肺

（1）治则：温阳散寒，发汗解表。

（2）选穴

1）君穴：揉外劳宫，推三关。

2）臣穴：清肺经。

3）配穴：开天门，推坎宫，揉太阳，运耳后高骨，掐揉二扇门。

本证病性为寒，病位在肺。君穴取揉外劳宫、推三关以温阳散寒，臣穴取清肺经以宣肺解表。配穴中开天门、推坎宫、揉太阳、运耳后高骨简称解表四大手法，疏风、解表邪，体现了外邪与正气之间关系的基本病机，通用于所有外感表证；掐揉二扇门为发汗透表要穴，助邪从汗解。

操作时术者左手拇指按揉小儿外劳宫，其余四指位于小儿掌心，与拇指相对用力固定小儿左手，右手推小儿左手三关穴，两穴同时操作，节省操作时间。

2. 风热犯肺

（1）治则：清热通便，疏风解表。

（2）选穴

1）君穴：清天河水。

2）臣穴：清肺经。

3）配穴：开天门，推坎宫，揉太阳，运耳后高骨，清大肠经。

本证病性为表热，病位在肺，君穴取清天河水以清卫分之热，臣穴取清肺经以宣肺解表。肺与大肠相表里，清大肠经通利大便，既可使热从大便出，又可助肺解表热；解表四大手法同风寒犯肺证。

（二）肺胃实热

（1）治则：泻热通便，理气消滞。

（2）选穴

1）君穴：退六腑，清天河水。

2）臣穴：清肺经，清板门。

3）配穴：清大肠经，按弦走搓摩，下推七节骨，摩腹，掐少商、商阳。

本证病性为实热，病位在肺、胃。退六腑清营、血分之热，清天河水清卫分之热，两穴共为君穴，表里同清；臣穴清肺经宣肺热，清板门既能清胃热，消食化滞，又能运达中焦上下之气。余配穴按弦走搓摩疏肝理气，以调畅全身气机；顺时针摩腹可促进胃肠蠕动，助清大肠经、下推七节骨润肠通便，使热从大便解；咽喉为肺胃之门户，掐太阴肺经之少商及阳明大肠经之商阳以除咽喉之热痛。

操作时术者左手握住小儿左手，以右手大鱼际向心推天河水，食指、中指、无名指、小指的指腹离心推六腑，两穴同时操作，节省操作时间。

（三）阴虚发热

（1）治则：滋阴清热，固表敛汗。

（2）选穴

1）君穴：清天河水。

2）臣穴：揉二马。

3）配穴：清补脾经，清补肺经，补肾经，清大肠经，运内劳宫，揉肾顶，揉涌泉。

本证病性为阴虚，君穴取清天河水以清虚热；病位在肾，肾阴为人体阴液之根本，取《素问病机气宜保命集》中："壮水之主，以制阳光"之意。臣穴取揉二马以滋阴补肾助主穴清热。脾胃为气血生化之源，气足而能生津，肺主皮毛，肺气足而能使腠理致密，使汗液不外泄，肾主水，为水上之源，水源足而津液足。故余配穴清补脾经、清补肺经、补肾经三脏同补；清大肠经通大便使热不停滞；运内劳宫助清天河水清虚热；揉肾顶收敛元气，固表止汗，减少汗液流失以助清热；揉涌泉以引火下行。

（四）气虚发热

（1）治则：益气生津，清热泻火。

（2）选穴

1）君穴：推三关。

2）臣穴：补脾经。

3）配穴：清天河水，清补肺经，补肾经，揉肾顶，揉肺俞、脾俞、肾俞，捏脊，揉足三里。

本证病性为气虚，君穴取推三关以补气。主要病位在脾，臣穴补脾经以健脾益气。配穴清天河水既可以清热通络，又可以防止主穴补气有余而生余火；清补肺经宣散肺热，补肺气，祛邪而不伤正；补肾经，揉肺俞、脾俞、肾俞，捏脊，揉足三里健脾生中气，益肾生水以清热；揉肾顶固表以防气外泄。

六、预防护理

（1）病后宜多饮温开水，食用白粥、蔬菜等易消化食物。

（2）勿过饱过暖，护理得当。

（3）冬春感冒流行时，少去公共场所，避免交叉感染。

（4）注重锻炼，适当户外运动，晒太阳，增强体质。

七、按　　语

小儿推拿对于外感等功能性发热，疗效显著。但如为肺炎等导致的发热，需结合临床综合治疗，以推拿治疗为辅；对于重症或急性传染病等导致的发热，切勿失治误治贻误病情，应尽早综合治疗。

第二节　咳　　嗽

咳嗽指为清洁呼吸道异物或分泌物而发出的一种保护性反射动作，是小儿肺系常见的病证。《黄帝内经》记载："有声无痰谓之咳，有痰无声谓之嗽，有声有痰谓之咳嗽。"临床上多声痰并见，难以分开，故统称咳嗽。咳嗽一年四季均可发生，以冬春季发病率为高。任何年龄段均可发病，以婴幼儿多见。

一、病因病机

《素问·宣明五气》记载："五气所病……肺为咳。"又《素问·咳论》记载："五脏六腑皆令人咳，非独肺也。"五气致病，在肺表现为咳嗽，然五脏六腑均可以引起咳嗽，咳嗽不仅仅是肺脏的问题。《临证指南医案》记载："咳为气逆，嗽为有痰，内伤外感之因甚多，确不离乎肺脏为患也"，虽然五脏六腑都可能引起咳嗽，但咳嗽必是肺脏本身或其他脏腑功能失调影响肺脏功能所致。可见，咳嗽与肺脏关系最为密切。

咳嗽的病因分为外感和内伤两种。外邪侵袭，由皮毛或口鼻而入，首犯肺卫，小儿肌肤柔弱，卫外功能不足，致肺失宣降，肺气上逆发为咳嗽。外感咳嗽中，寒邪或热邪、燥邪，均以风邪为先导。风寒或风热之邪侵犯肌表，肺气郁闭失宣，失于清肃，或燥邪外袭，煎灼成痰，痰热互结，阻于气道，肺失清肃，均可引起咳嗽。

小儿脾常不足，喂养失当，或久病不愈，或热病之后，耗伤肺阴，肺阴虚致肺失清润，宣降失常，损伤脾胃，致脾失健运，水湿内停，上逆于肺，导致咳嗽。

虽外感与内伤病因不同，然其主要病机均为肺失宣肃，肺气上逆。外感者应注意外感诸多因素的辨别，而内伤者强调累及的脏腑以及寒、热、虚、实之间的区别。

现代医学认为，咳嗽是机体的一种主动自我保护反应，其机制为物理性、化学性及机械性等物质刺激人体呼吸道感受器，产生神经冲动，经过迷走神经等传入神经传导到大脑咳嗽中枢，并通过脊神经、膈神经、喉下神经等传出神经将冲动传达到肋间肌、膈肌、呼吸肌等，从而引起短促的深吸气，声门紧闭，膈肌、肋间肌等呼吸肌块产生迅速而剧烈的收缩，肺内压力骤然升高到极限，随后声门开启，呼吸道内异物、内分泌物及其黏附的细菌、病毒、粉尘等随气体喷射而出（图 4-1）。

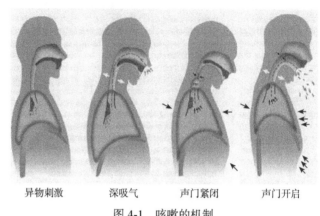

异物刺激　　　深吸气　　　声门紧闭　　　声门开启

图 4-1　咳嗽的机制

二、辨 证 分 型

（一）外感咳嗽

1. 风寒证　咳嗽，痰白质稀，声重咽痒，可伴有恶寒，鼻流清涕，头身痛，舌质淡或微红，苔薄白，脉浮紧或指纹浮红。

2. 风热证　咳嗽不爽，痰黄质黏，不易咯出，鼻塞，流黄浊涕，咽痛红肿，或有发热口渴，舌质红，苔薄黄，脉浮数或指纹鲜红或紫红。

3. 风燥证　以干咳为主，或咳嗽痰少，或痰黏难咳，鼻咽干燥，口干欲饮，咽痒，伴发热恶风、头痛，大便干，舌红，苔薄黄少津，脉浮数或指纹浮紫。

（二）内伤咳嗽

1. 痰湿证　咳嗽痰白量多，色白质稀，伴胸闷纳呆，困倦乏力，舌质淡，苔白滑，指纹滞，脉滑。

2. 痰热证　咳嗽痰多，质黏稠或色黄，气息粗促，甚则喉间痰鸣，伴发热口渴、烦躁不安，小便少，色黄，大便干结，舌红，苔黄腻，脉滑数，指纹青紫。

3. 阴虚证　干咳无痰，或少痰，或痰黏不易咯，口燥咽干，声嘶喉痒，手足心热，潮热盗汗，痰中带血，舌红少津，少苔或花剥，唇红且干，指纹紫，脉细数。

4. 气虚证　咳声无力，痰白质稀，食欲不振，面色㿠白，气短懒言，语声低微，动则汗出，舌质淡嫩，苔薄白或白腻，脉细微，指纹淡。

《素问·咳论》："肺咳之状，咳而喘息有音，甚则唾血。心咳之状，咳则心痛，喉中介介如梗状，甚则咽肿喉痹。肝咳之状，咳则两胁下痛，甚则不可以转，转则两胠下满。脾咳之状，咳则右胁下痛，阴阴引肩背，甚则不可以动，动则咳剧。肾咳之状，咳则腰背相引而痛,甚则咳涎……五脏之久咳,乃移于六腑。脾咳不已,则胃受之,胃咳之状,咳而呕,呕甚则长虫出。肝咳不已,则胆受之,胆咳之状,咳呕胆汁。肺咳不已,则大肠受之,大肠咳状,咳而遗失。心咳不已,则小肠受之,小肠咳状,咳而失气,气与咳俱失。肾咳不已,则膀胱受之,膀胱咳状,咳而遗溺。久咳不已,则三焦受之,三焦咳状,咳而腹满,不欲食饮,此皆聚于胃,关于肺,使人多涕唾而面浮肿气逆也。"

三、诊 断 要 点

1. 病史 常出现于感冒后,四季均可发生,以冬春季节多见。

2. 临床表现 以咳嗽、咳痰为主症,可伴咽痒、咽痛、烦躁、发热、胸痛等。肺部听诊呼吸音粗糙,可闻及干、湿啰音。

3. 辅助检查 X线检查可正常,或见肺纹理增粗。

四、鉴 别 诊 断

肺炎喘嗽 两者均可见咳嗽,或伴发热、胸闷、咳痰等症。但肺炎喘嗽多伴有气急、鼻煽,咳嗽患者一般多只单纯咳嗽、咳痰,并无气急鼻煽;肺炎喘嗽患者肺部可闻及细湿啰音,胸部 X 线检查可见肺纹理增粗。

五、证候病机推拿方

(一)外感咳嗽

1. 风寒犯肺

(1)治则:疏风解表,宣肺止咳。

(2)选穴

1)君穴:揉外劳宫,推三关。

2)臣穴:清肺经。

3)配穴:开天门,推坎宫,揉太阳,运耳后高骨,掐揉二扇门,揉天突,揉乳根、乳旁,擦膻中、肺俞,分推肩胛骨。

本证的病性、病位同发热之风寒束肺证,故君穴、臣穴也相同,体现了异病同治的中医理论。配穴则在其基础上加入揉天突,揉乳根、乳旁,擦膻中、肺俞,分推肩胛骨,简称局部止咳手法。膻中为八脉交会穴中的气会,擦膻中以理气肃肺;擦肺俞取《素问·咳论》中"治脏者治其俞"之意;揉天突,揉乳旁、乳根,分推肩胛骨可化痰止咳,具有局部治疗作用。

2. 风热犯肺

(1)治则:疏风清热,化痰止咳。

(2)选穴

1)君穴:清天河水。

2）臣穴：清肺经。

3）配穴：开天门，推坎宫，揉太阳，运耳后高骨，清大肠经，揉天突，揉乳根、乳旁，擦膻中、肺俞，分推肩胛骨。

本证推拿处方的组成是在发热之风热犯肺处方的基础上加入局部止咳手法。

3. 风燥伤肺

（1）治则：疏风清热，化痰止咳。

（2）选穴

1）君穴：清天河水，揉二马。

2）臣穴：清肺经。

3）配穴：开天门，推坎宫，揉太阳，运耳后高骨，运内劳宫，清大肠经，揉天突，揉乳根、乳旁，擦膻中、肺俞，分推肩胛骨。

本证推拿处方的组成是在发热之阴虚证处方的基础上去揉肾顶、补肾经、清补脾经，加入解表四大手法和局部止咳手法。

（二）内伤咳嗽

1. 痰湿证

（1）治则：健脾祛湿，化痰止咳。

（2）选穴

1）君穴：揉外劳宫，推三关。

2）臣穴：补脾经。

3）配穴：清肺经，揉中脘，按揉足三里、丰隆，揉天突，揉乳根、乳旁，擦膻中、肺俞，分推肩胛骨。

本证病位主要在脾，次在肺，《证治汇补》云"脾为生痰之源，肺为贮痰之器"，故主穴取脾俞，以绝生痰之源。病性为寒，君穴取揉外劳宫、推三关以温阳散寒。臣穴取补脾经以健脾助运。配穴取清肺经以清肺内贮存之余痰；揉中脘，按揉足三里、丰隆，三者助补脾经以绝生痰之源；局部止咳手法同前。

2. 痰热证

（1）治则：清热化痰，宣肺止咳。

（2）选穴

1）君穴：退六腑，清天河水。

2）臣穴：补脾经。

3）配穴：清肺经，清板门，清大肠经，揉中脘，按揉足三里、丰隆，揉天突，揉乳根、乳旁，擦膻中、肺俞，分推肩胛骨。

本证推拿处方的组成是在痰湿证处方基础上将温阳散寒之君穴改为清热之退六腑、清天河水，配穴加清板门、清大肠经，以疏通中、下焦，使痰热之邪有出路。

3. 阴虚证

（1）治则：滋阴清热，润肺止咳。

（2）选穴

1）君穴：清天河水。

2）臣穴：揉二马。

3）配穴：清补脾经，清补肺经，补肾经，清大肠经，运内劳宫，揉肾顶，揉天突，揉乳根、乳旁，擦膻中、肺俞，分推肩胛骨。

本证推拿处方的组成在发热之阴虚证处方的基础上加入局部止咳手法。

4. 气虚证

（1）治则：补肺益气，敛肺止咳。

（2）选穴

1）君穴：推三关。

2）臣穴：补脾经。

3）配穴：补肺经，补肾经，揉肾顶，揉天突，揉乳根、乳旁，擦膻中、肺俞，分推肩胛骨，揉足三里，捏脊。

本证推拿处方的组成是在发热之气虚证处方的基础上去清热之清天河水，加入局部止咳手法。病位主要为脾，补脾土以生肺金，此为"培土生金"之意。

六、预 防 护 理

（1）清淡饮食。

（2）户外活动注意防护，粉尘、花粉等过敏者更应注意。

（3）注重锻炼小儿体魄，增强体质。

七、按　　语

（1）小儿推拿对于外感咳嗽疗效确切，内伤咳嗽需要推拿的时间相对较长，需家长配合并有耐心。多数小儿咳嗽发生于感冒、发热之后，因此，在治疗感冒、发热时应适当加入止咳化痰手法。

（2）咳嗽为保护性反应，不应以止咳为首要目标，咳嗽治本应使痰出，小儿不会吐痰，排痰时间比成人稍长。由于咳嗽的不同进展阶段、小儿的体质、护理因素等原因，推拿后可能会有咳嗽加重的情况，应对家属做好宣教工作，同时，医者应密切关注病情是否加重或是否存在其他问题。

（3）提高抵抗力，对预防感冒、咳嗽有重要意义。

第三节　感　　冒

感冒又称伤风，是小儿时期较常见的外感疾病之一，指因感受外邪而致的以鼻塞、流涕、喷嚏、咳嗽、恶寒发热、头身疼痛为特征的外感病证。病名首见于北宋《仁斋直指方论》,《医学统旨》云:"有初得病发热而咽喉自痛者,此得之感冒后。"早在《黄帝内经》中就已经认识到此病主要由外感风邪所致。感冒可分为两种:普通感冒,为外感风邪所致,一般病邪轻浅,以肺系症状为主,不具有流行性;时行感冒,为感触时邪病毒所致,病邪较重,具有流行群发的特征。

感冒发病率居儿科疾病首位,可发生于任何年龄的小儿,婴幼儿多见。本病一年四季均可发病,以秋冬、冬春季节交替气温骤变时多见。因小儿肺、脾常不足及肝常有余的生理特点,小儿感冒易出现夹痰、夹滞、夹惊的兼夹证。

一、病 因 病 机

小儿感冒的病因有外邪因素和内伤因素,外邪因素主要以风邪为主,常兼夹寒、暑、湿、燥、火等,亦可为时行疫毒;内伤因素与小儿的生理特点和体质密切相关。

小儿脏腑功能尚不成熟,卫外功能不足,易于感邪发病。肺司呼吸,外合皮毛,主腠理开阖,开窍于鼻,外邪经口鼻或皮毛侵犯肺卫。咽喉为肺之门户,外邪上受,可见鼻塞流涕,咽喉红肿;肺失清肃,则见喷嚏咳嗽。皮毛开阖失司,卫阳被遏,故恶寒发热、头痛身痛。风为百病之长,风邪常兼夹寒、热、暑、湿等病邪,可见兼夹热邪的风热证、兼夹寒邪的风寒证、兼夹暑湿的湿困中焦证等。肺失清肃,津液凝聚成痰,壅结咽喉,阻于气道,可引发或加剧咳嗽,即感冒夹痰。小儿脾常不足,感受外邪,脾运渐弱,可致乳食停积,出现脘腹胀满,不思乳食等,即感冒夹滞。小儿神气怯弱,感邪后,化热生风,出现惊厥,即感冒夹惊。其病变脏腑主要在肺,随病情变化可累及肝、脾。

二、辨 证 分 型

(一)外感风邪

1. 风寒束肺证 恶寒重,鼻塞,流清涕,喷嚏,喉痒微咳,无汗,头痛,舌淡,苔薄白,指纹浮红,脉浮紧。

2. 风热犯肺证 发热重,鼻塞,流浊涕,喷嚏,咳嗽,痰黄黏稠,咽红或肿,口干渴,有汗或无汗,恶风头痛,舌质红,苔薄黄,指纹浮紫,脉浮数。

(二)暑湿证

发热,无汗,头痛,鼻塞,身重困倦,咳嗽不剧,胸闷泛恶,食欲不振,或有呕吐、泄泻,舌质红,苔黄腻,指纹浮紫,脉数。

(三)燥证

口鼻、咽喉及皮肤干燥,口渴,咽喉疼痛,目赤肿痛,干咳,少痰,舌红少津,指纹色淡红或淡紫,脉细数。

三、诊 断 要 点

1. 病史　四季均可发病，常于秋冬、冬春气候骤变时。

2. 临床表现　以鼻塞流涕，喷嚏，发热恶寒，咳嗽，苔薄，脉浮等症为主，亦可伴呕吐、腹泻，甚或高热惊厥。

3. 辅助检查　血常规检查，病毒性感染白细胞总数正常或减少，细菌性感染白细胞及中性粒细胞均升高。

四、鉴 别 诊 断

鼻渊　两者均可见鼻塞流涕，或伴头痛等症。但鼻渊多流浊涕腥臭，感冒一般多流清涕，并无腥臭味；鼻渊眉额骨处胀痛、压痛明显，一般无恶寒、发热，感冒寒热表证明显，头痛范围不限于前额或眉骨处；鼻渊病程漫长，反复发作，不易根治，感冒愈后不再遗留鼻塞、流腥臭浊涕等症状。

五、证候病机推拿方

（一）外感风邪

1. 风寒束肺

（1）治则：散寒解表，宣肺通窍。

（2）选穴

1）君穴：揉外劳宫，推三关。

2）臣穴：清肺经。

3）配穴：开天门，推坎宫，揉太阳，运耳后高骨，掐揉二扇门，黄蜂入洞。

本证推拿处方的组成在发热之风寒犯肺证处方的基础上加黄蜂入洞以宣通鼻窍。

2. 风热犯肺

（1）治则：疏风解表，宣肺清热。

（2）选穴

1）君穴：清天河水。

2）臣穴：清肺经。

3）配穴：开天门，推坎宫，揉太阳，运耳后高骨，清大肠经，揉曲池、合谷。

本证推拿处方的组成在发热之风热犯肺证处方的基础上加揉曲池、合谷以加强清热之功。

（二）暑湿证

（1）治则：健脾和胃，清热祛湿。

（2）选穴

1）君穴：退六腑，清天河水。

2）臣穴：清补脾经。

3）配穴：顺运内八卦，清大肠经，推三关，揉中脘，分腹阴阳，揉足三里，揉脾俞、胃俞。

本证病性为暑湿郁热，君穴清天河水、退六腑清内热，具体应用时根据热的程度，选择两者组合，或其中之一。病位主要在脾，次在大肠，《素问·至真要大论》曰"诸湿肿满，皆属于脾"，脾不能为胃行其津液而使体内水液停滞。臣穴取清补脾经以健脾化湿。配合揉足三里，揉脾俞、胃俞以健脾祛暑湿；湿为阴邪，易阻滞气机，配穴取推三关既温阳以化有形之湿气，又可缓解退六腑、清天河水之寒性，以防湿滞不行；顺运内八卦消食导滞，助推三关行气通滞；揉中脘、分腹阴阳健脾和胃，促进胃肠蠕动，助运中、下焦，协助清大肠经通便祛湿。

（三）风燥证

（1）治则：疏风润肺，养阴清热。

（2）选穴

1）君穴：清天河水。

2）臣穴：揉二马。

3）配穴：开天门，推坎宫，揉太阳，揉耳后高骨，补肺经，清大肠经，运内劳宫，揉涌泉。

本证推拿处方的组成在发热之阴虚证处方的基础上去收敛补益之揉肾顶、补脾经、补肾经，加解表四大手法以疏风解表，揉涌泉以引火下行。

本病夹痰者加揉丰隆，揉足三里，揉掌小横纹，按弦走搓摩；夹滞者加揉板门，掐揉四横纹，揉脐及揉天枢；夹惊者加清心经，清肝经，掐揉小天心，分手阴阳；夹咳嗽者加揉乳根、乳旁，擦膻中，擦肺俞。

六、预防护理

（1）饮食以清淡易消化食物为宜。

（2）勿过饱、过暖，护理得当。

（3）冬春感冒流行时，避免去公共场所以防交叉感染。

（4）注重锻炼，增强体质，提高免疫力。

七、按　语

小儿推拿对于服药困难的感冒小儿尤为合适，效果显著。感冒的常规手法（如外感四大手法）不仅可以用于感冒，也可用于小儿一般的预防保健。对于感冒初起，用之得当，事半功倍，效如桴鼓；对于感冒日久不愈的内伤感冒，推拿更具优势，不但能振奋正气、驱邪外出，还可以调理体质，强身健体。推拿是一种祛邪与扶正并行，绿色而无毒副作用的治疗手段。

第四节　鼻　炎

鼻炎是指鼻腔黏膜和黏膜下组织炎症病变而出现鼻塞、鼻痒、流涕、喷嚏等鼻部症状的一种疾病，又称"鼻鼽""鼽嚏"等。鼻鼽最早见于《素问·脉解》，"所谓客孙脉而头痛、鼻鼽、腹肿者，阳明并于上，上者则其孙络太阴也"。本病四季均可发病，秋冬季节症状较重，在学龄儿童中发病较常见。本病常由家长代诉，经常被误诊为上呼吸道感染，导致失治、误治。鼻炎不仅对小儿身体发育有较大影响，对日常生活的影响也不可忽视，且其为哮喘的危险因素之一，应重视鼻炎的诊疗，尤其是急性鼻炎的及时诊治，切勿拖延病情任其发展为慢性鼻炎。

鼻部由外鼻、鼻腔和鼻窦组成。外鼻由鼻骨、鼻软骨和软组织组成。鼻腔为人体面部突起的结构，由鼻前庭和固有鼻腔组成。鼻前庭位于鼻腔前部，其表面附有鼻毛，含有丰富的汗腺和皮脂腺，向前与外界相通，向后与固有鼻腔相连。鼻腔顶部与硬脑膜相接，分布有丰富的嗅觉神经；内侧中部为鼻中隔，将鼻腔一分为二；外侧壁由垂直向下的上、中、下鼻甲组成。各鼻甲之间的间隙为鼻道，分为上、中、下鼻道，其中下鼻道内有泪管开口。鼻窦位于鼻腔两侧，由上额窦、筛窦、蝶窦、额窦组成，各窦道通过上鼻道或中鼻道与鼻腔相通，其内分泌物通过与之相通的鼻腔排出体外（图4-2）。

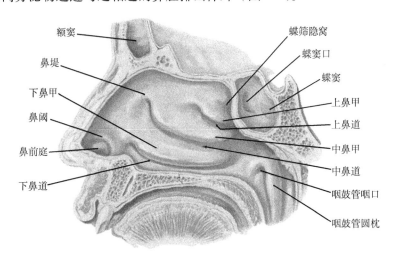

图 4-2　鼻部解剖图

一、病　因　病　机

鼻炎发病的根本原因为肺气不足，风邪犯肺。肺之窍在鼻，小儿肺脏娇嫩，不耐寒热，卫外不固，外邪上扰，首先犯肺，致肺易被外邪所侵。本病常因气候变化、寒热不调时，风寒、风热乘虚侵袭，致风寒袭肺或风热郁肺而发病；或小儿脾常不足，运化失司、聚湿成痰，又值感受外邪，致外邪与湿浊停聚鼻窍阻塞气道而致本病；所谓"正气存内，邪不可干"，体内气血不足，卫外功能减弱，导致外感六淫乘虚而入，发为鼻炎，尤其是鼻炎日久，气血更虚，更易反复，缠绵难愈。

二、辨 证 分 型

（一）风邪犯肺

风寒者，鼻痒、鼻塞、流清涕，头痛恶寒，嗅觉减退，眼泪汪汪，舌淡，苔薄白，指纹鲜红，脉浮紧；风热者，鼻气灼热，鼻塞，流黄浊涕，咽痛，咽痒，口渴喜饮，舌红，苔薄黄，指纹紫红，脉浮数。

（二）表寒里热

鼻炎发作多见于秋、冬、春三季，每于换季时鼻音重，鼻塞不通，流黄涕，甚至引起鼻息肉，舌红，苔略白，脉浮或指纹紫红。

（三）肺脾气虚

素体弱，易感冒，不易痊愈，鼻塞时轻时重，少气懒言，倦怠乏力，喜卧，纳差，便溏，舌淡苔白，指纹淡红，脉沉细。

三、诊 断 要 点

1. 病史　常发生于感冒后，四季均可发生，以秋、冬季节多见。

2. 临床表现　以鼻塞、鼻痒、流涕、喷嚏等鼻部症状为主症，可伴有头痛、眼痒、结膜充血、咽干、胸闷等。

3. 体征检查　可见鼻腔水性分泌物，鼻黏膜水肿、苍白。

四、鉴 别 诊 断

腺样体肥大　主要症状为鼻塞，鼻腔黏稠分泌物较多，常伴有张口呼吸、呼吸粗且有声或有打鼾等，症状与鼻炎类似，多数伴随生长发育缓慢。但鼻炎主要由鼻部病变引起，而腺样体肥大主要由腺样体引起上述不适症状，查体及影像学检查可鉴别。

五、证候病机推拿方

（一）外邪犯肺

1. 风寒犯肺

（1）治则：散寒解表，宣肺通窍。

（2）选穴

1）君穴：揉外劳宫，推三关。

2）臣穴：清肺经。

3）配穴：开天门，推坎宫，揉太阳，运耳后高骨，掐揉二扇门，黄蜂入洞，擦鼻翼，揉总筋，揉太渊，委中，擦肺俞，分推肩胛骨。

本证推拿处方的组成在发热之风寒犯肺证处方的基础上加入黄蜂入洞，擦鼻翼，揉总筋，揉太渊、委中，擦肺俞，分推肩胛骨，简称为通鼻窍手法。肺开窍于鼻，擦肺俞、分推肩胛骨可宣散入肺之寒邪；黄蜂入洞、擦鼻翼宣通鼻窍，为局部取穴；揉总筋可以调畅周身气机；太渊为肺经五输穴中的输穴，为肺气输注之处，揉之可宣肺通气；邪犯太阳经，取足太阳膀胱经五输穴中的合穴委中可宣通鼻窍。此三者均为远部取穴。

2. 风热犯肺

（1）治则：疏风解表，宣肺通窍。

（2）选穴

1）君穴：清天河水。

2）臣穴：清肺经。

3）配穴：开天门，推坎宫，揉太阳，运耳后高骨，清大肠经，黄蜂入洞，擦鼻翼，揉总筋，揉太渊、委中，擦肺俞，分推肩胛骨。

本证推拿处方的组成在发热之风热犯肺证处方的基础上加入通鼻窍手法。

（二）表寒里热

（1）治则：散寒解表，清泻里热。

（2）选穴

1）君穴：推三关，退六腑。

2）臣穴：清肺经，清大肠经。

3）配穴：摩腹，清板门，顺运内八卦，开天门，推坎宫，揉太阳，运耳后高骨，黄蜂入洞，擦鼻翼，揉总筋，揉太渊、委中，擦肺俞，分推肩胛骨。

本证风寒犯肺证与肺胃实热证相互兼杂，其推拿处方是在风寒犯肺证处方的基础上将主穴推三关、揉外劳宫改为推三关与退六腑的寒热组合，加入理气和中、泻热通便的清大肠经、摩腹、清板门、顺运内八卦。肺开窍于鼻，在液为涕，涕阻鼻窍，气行不畅而发病，故本证病位主要在肺，次在胃或大肠，主穴取肺俞。此寒热夹杂之证多因素体有内热，外受风寒而诱发，具体应用时应根据寒热的轻重而调整推三关与退六腑的比例，如风寒重则以推三关为主，里热重则以退六腑为主，寒热均等则以两者共为主穴。

（三）肺脾气虚

（1）治则：补肺益气，健脾和胃。

（2）选穴

1）君穴：推三关。

2）臣穴：补脾经，补肺经。

3）配穴：补肾经，揉板门，揉中脘，揉肺俞、脾俞、肾俞，捏脊，揉足三里，黄蜂入洞，擦鼻翼，揉总筋，揉太渊、委中，擦肺俞，分推肩胛骨。

本证推拿处方的组成是在发热之气虚证处方的基础上去清热之清天河水，加健脾益气之揉板门、揉中脘及通鼻窍手法。

六、预防护理

（1）注意加强身体锻炼，提高抗病防御能力。

（2）季节更替时应注意防寒保暖，切勿当风受寒。

（3）居住地保持清爽透气，远离粉尘、动物皮毛等。

（4）持续性鼻炎反复不愈者，甚或有加重者，应结合病情和临床表现采取中西医结合治疗。

（5）可配合三伏贴、三九贴调理体质，增强免疫力。

七、按　语

小儿推拿在治疗鼻炎上有较好的疗效，尤其是急性鼻炎早期疗效更佳。此外，推拿需有足够的疗程和家庭护理的配合。

第五节　鼻　衄

鼻衄是临床常见的症状之一，中医学称之为鼻出血。鼻出血多为单侧，少数情况下可出现双侧，出血量多少不定，轻者仅表现为涕中带血，重者可引起失血性休克，小儿长期反复鼻出血可造成贫血。

一、病因病机

小儿鼻衄的发病机制总属气火逆乱，血不循经，脉络受损，血溢脉外。本病可分为虚、实两大类。实证者，多以肺、胃、肝郁之火热为主，火性炎上，循经上蒸鼻之脉络而为鼻衄；虚证者，多由肝肾阴虚，虚火上越，灼伤鼻之脉络而致衄。或脾气虚不能摄血，血离经外行。

（一）感受外邪

六淫化火损伤脉络，火气浮越，迫血上行，循经脉上行于鼻，引起鼻衄。或气候寒冷，或气候干燥，湿度低，室温偏高等均可引起鼻出血。

（二）五脏功能失调

心失主血，脾失统血，肝失藏血，肾失藏精，肺不主气，均可导致鼻衄。

（三）中毒

药物或其他物品造成中毒，可损伤脉络而出血。

（四）其他出血原因

如小儿用手抠鼻或将异物放入鼻内的不良习惯，此时鼻黏膜干燥更易造成鼻出血；维生素 C、维生素 B、维生素 K 缺乏及微量元素钙等缺乏时易造成鼻出血；鼻黏膜干燥、毛细血管扩张、鼻腔炎症或鼻腔受到刺激时均易引起鼻出血，如鼻炎、鼻窦炎、鼻外伤、鼻中隔偏曲等。同时，某些全身性疾病，如急性发热性传染病、血液病、营养障碍等，也可造成鼻出血。

二、辨 证 分 型

（一）肺经热盛

鼻中出血，点滴而出，血色鲜红，量不多，鼻腔干燥灼热感。或兼见咳嗽，痰少或无痰，口干身热，舌尖红，舌苔薄黄，指纹色紫，脉数。

（二）胃热炽盛

鼻中出血，量多，血色鲜红或深红，鼻腔干燥，口干，口臭，烦渴引饮，大便燥结，小便短赤，舌质红，苔薄黄或干，指纹色紫滞，脉数。

（三）肝火上炎

鼻中出血，量多，色深红，咽干口苦，烦躁不安，易怒，面红，舌质红，苔黄，指纹色紫，脉弦数。

（四）肝肾阴虚

鼻中出血，色红，时作时止，量不多，五心烦热，舌质嫩红或红绛而少津，苔少，指纹色淡紫，脉细数。

（五）脾不摄血

鼻中出血，缓缓渗出，色淡红，量或多或少，面色无华，不欲饮食，神疲懒言，舌淡，苔白，指纹色淡红或淡紫，脉沉细。

三、诊 断 要 点

1. 病史 多发生于外感疾病后。

2. 临床表现 鼻出血量多，血色鲜红多为实证；血量少，血色淡红者多为虚证；如出血量多，可出现头晕、心慌、气短、汗出肢冷、面色苍白、烦躁不安等虚脱症状。

3. 辅助检查 血常规检查了解有无贫血，前鼻镜、鼻内镜及头颅、鼻部 CT、鼻部 MRI 检查，判断出血部位。

四、鉴 别 诊 断

1. 咯血 是由肺络受损所引起的病证，其血必经气道咳嗽而出，痰血相兼，或痰中带血丝，或血色鲜红，间夹泡沫。

2. 吐血　亦称为呕血，其血由胃而来，从口出，血随呕吐而出，血色紫暗，常夹有食物残渣。

五、证候病机推拿方

（一）肺胃热盛

（1）治则：宣肺清胃，凉血止血。

（2）选穴

1）君穴：退六腑，清天河水。

2）臣穴：清肺经，清板门。

3）配穴：清大肠，按弦走搓摩，下推七节骨，摩腹，揉涌泉，凉水轻拍前额。

本证推拿处方的组成是在发热之肺胃实热证处方的基础上去掐少商、商阳，加揉涌泉，凉水轻拍前额。揉涌泉以引火下行，前额为鼻之上游，凉水轻拍之凉血止血。

（二）肝火上炎

（1）治则：清肝泻火，凉血止血。

（2）选穴

1）君穴：清天河水。

2）臣穴：清肝经。

3）配穴：补脾经，清板门，清小肠经，捣小天心，揉太冲、涌泉。

本证病性为热，《难经·七十五》记载"实则泻其子"，心为肝之子，肝火有余应泻心火，然直接泻心经恐扰动心火，清天河水入心包经，故君穴予清天河水代替。病位在肝，臣穴取清肝经以泻肝火。木旺乘土，配穴补脾经配合清肝经以抑木扶土；心与小肠相表里，以清小肠经、捣小天心利尿泻心火；清板门运达上下之气，疏通中焦；揉太冲、揉涌泉引上炎之肝气下行。

（三）肝肾阴虚

（1）治则：滋养肝肾，凉血止血。

（2）选穴

1）君穴：清天河水，揉二马。

2）臣穴：补肾经。

3）配穴：清肝经，补脾经，清肺经，清天河水，运内劳宫，揉肾俞、肝俞、脾俞、足三里。

本证病性为阴虚，君穴清天河水、揉二马滋阴补肾，清虚热，拟"滋水涵木"之意。病位主要在肾，次在肝，臣穴取补肾经助揉二马补肾生津以涵肝木。配穴清肝经、揉肝俞泻肝火，配穴运内劳宫助清天河水清上炎之虚热；肾阴不足补其母，补脾经、揉脾俞、揉足三里健脾以生肾水；揉肾俞助肾生津；木虚金乘，清肺经以防金克木更耗肝阴。

（四）脾不摄血

（1）治则：健脾益气，摄血止血。

（2）选穴

1）君穴：推三关。

2）臣穴：补脾经。

3）配穴：清肝经，揉外劳宫，揉足三里、百会、脾俞、胃俞，捏脊。

本证病性为气虚，君穴取推三关以补气行气以生血、统血。病位主要在脾，臣穴补脾经以健脾益气。揉足三里、脾俞、胃俞以加强推三关生血、统血之功；揉外劳宫、百会升阳举陷以止气之下陷；清肝经解土虚木乘之围；捏脊提高整体脏腑功能，改善脾虚体质。

六、预防护理

（1）因鼻黏膜干燥破裂引起鼻出血者，应保持一定程度的湿润。

（2）纠正小儿抠鼻的不良习惯。

（3）增加营养，禁忌辛辣刺激之品，尤其是哺乳期母亲也需忌口。

七、按　　语

小儿推拿治疗鼻衄疗效确切，根据病情的缓急、出血量的多少、血色的深浅及全身症状进行准确辨证，方能取得良好的疗效。

第六节　哮　　喘

小儿哮喘是一种发作性的喉鸣气喘疾病，临床上以阵发性哮鸣气促、呼气延长为特征，严重时可出现张口抬肩、呼吸困难、难以平卧等症状。喘指呼吸时气息急促；哮指声响，呼吸时喉中有哮鸣声。哮与喘虽是两种不同证候，但紧密关联，难以区分，故统称为哮喘。

现代医学称之为支气管哮喘，是一种常见的呼吸道过敏性疾病。由于支气管反应性过度增高，支气管黏膜水肿，分泌物增多而黏稠，管壁平滑肌收缩使气道发生可逆性痉挛和狭窄，引发发作性带有喘鸣音的呼气性呼吸困难。

本病多发于5岁以内小儿，过敏因素、气候变化、情绪激动等均可引起发作，经治疗，生长发育成熟后，能逐渐康复。

一、病因病机

本病病因分为内、外因两个方面，内因责之于痰饮内伏，与肺、脾、肾密切相关，外因责之于外感六淫。素有痰饮内伏，又受外邪侵扰，内外交争，痰气相搏，气道受阻而发为本病。

（一）痰饮内伏

小儿肺脏娇嫩，最易为外邪侵袭，肺虚卫外不固，腠理不密，邪阻肺络，气机不利，津液凝聚为痰；脾主运化水谷精微，脾虚不运，化湿生痰，上贮于肺；肾气虚弱，无力蒸化水液而为清津，上犯为痰，聚液成饮。故痰饮内伏与肺、脾、肾三脏功能失调有关，尤其责之于肺、脾两脏。

（二）外邪侵袭

外因以感受外感六淫邪气为主，季节交替变化或气温骤变时，外邪乘虚而入诱发。邪入肺金，引动伏痰，痰阻气道，肺失肃降，气逆痰升而发为哮喘。另外，若接触异味、花粉、煤烟、羽毛、粉尘等，或嗜食辛辣刺激之品，亦能刺激气道，影响肺的通降功能而诱发哮喘。

此外，过度疲劳、情绪激动也是诱发本病的重要因素。

二、辨 证 分 型

哮喘临床分为发作期和缓解期。发作时哮吼痰鸣，喘急倚息，烦躁不安，伴有唇甲发绀，出汗，颈静脉怒张。缓解期哮喘已平，患儿面色无华，形寒肢冷，易反复感冒，自汗，纳食不香等，出现肺、脾、肾三脏不足，以正虚为主。

（一）发作期

1. 寒喘　形寒无汗，咳痰稀白，泡沫多，四肢不温，面色苍白，口不渴，指纹红，苔薄白，脉浮滑。

2. 热喘　发热，面红，痰稠色黄，口渴喜冷饮，小便黄赤，大便干结，指纹紫，苔薄黄，脉滑数。

（二）缓解期

1. 肺脾气虚　气短多汗，咳嗽无力，易反复外感，神疲乏力，形体消瘦，纳差，面色苍白，便溏，舌淡，苔薄白，指纹淡，脉细。

2. 脾肾阳虚　面色㿠白，形寒肢冷，动则气短心悸，腹胀纳呆，大便溏泄，舌淡，苔薄白，指纹淡，脉细弱。

3. 肺肾阴虚　面色潮红，午后低热，干咳，夜间盗汗，手足心热，消瘦，气短，舌红，苔少或花剥，指纹淡紫，脉细数。

三、诊 断 要 点

1. 病史　有诱发因素，如气候突变、接触异物、环境改变等，或有家族哮喘史。

2. 临床表现 常突然发作，发作前多有打喷嚏、咳嗽症状，发作时喉间可闻及痰鸣，出现呼气性呼吸困难，甚至张口抬肩，不能平卧，烦躁不安，鼻煽，口唇发绀。

3. 查体 肺部听诊可闻及哮鸣音，呼气延长。

4. 辅助检查 血常规：白细胞一般正常，嗜酸性粒细胞可增高。X线检查：肺过度充气，透明度增高，两肺肺纹理可增多。

四、鉴 别 诊 断

1. 肺炎喘嗽 哮喘以咳嗽、气喘、呼吸延长为主，多不发热，两肺听诊以哮鸣音为主；肺炎喘嗽以发热、咳嗽、痰壅、鼻煽为主，两肺听诊以湿啰音为主。

2. 支气管异物 可见哮喘，多有异物吸入史，突然起病，X线片可鉴别。

五、证候病机推拿方

急则治其标，缓则治其本，发作期以豁痰平喘为要，缓解期以补益肺、脾、肾为本，或标本兼治。

（一）发作期

（1）治则：宽胸通降，化痰平喘。

（2）选穴

1）君穴：揉外劳宫，推三关；清天河水，退六腑。

2）臣穴：清肺经，补脾经。

3）配穴：揉天突，擦膻中、肺俞，揉定喘，按弦走搓摩，揉丰隆，揉足三里、关元，开天门，推坎宫，揉太阳，揉耳后高骨。

本证病位主要在脾，次在肺。偏寒者，君穴取揉外劳宫、推三关，以温阳散寒；偏热者，君穴取清天河水、退六腑以清热通络。臣穴取补脾经健脾以绝生痰之源；清肺经祛肺内存痰。揉足三里健脾化痰；清肺经，揉天突，按弦走搓摩，擦膻中、肺俞，揉丰隆豁出肺中余痰；揉定喘、关元纳气平喘，引气归元；解表四大手法疏风解表。

（二）缓解期

1. 肺脾气虚

（1）治则：健脾益气，补肺固表。

（2）选穴

1）君穴：推三关。

2）臣穴：补脾经，补肺经，揉肺俞。

3）配穴：补肾经，揉板门，揉脾俞、肾俞，揉外劳宫，揉百会，揉肾顶，捏脊。

本证病性为气虚，君穴取推三关以补气。脾胃为气血生化之源。病位主要在脾，次在肺，臣穴补脾经健脾益气；补肺经、揉肺俞补肺益气。补肾经、揉肾俞、揉肾顶收敛元气，培元固本，使气不外泄；揉外劳宫、揉百会升阳举陷以提中气；揉板门、揉脾俞助补脾经健脾益气；捏脊从整体上调节脏腑功能。

2. 脾肾阳虚

（1）治则：健脾温肾，固摄纳气。

（2）选穴

1）君穴：揉外劳宫，推三关。

2）臣穴：补脾经，补肾经。

3）配穴：补肺经，揉脾俞、肾俞、命门，捏脊。

本证病性为寒，君穴揉外劳宫、推三关温阳散寒。病位主要在脾，次在肾，肾为先天之本，脾胃为后天之本，补后天以养先天，故臣穴取补脾经和补肾经。母子相及，虚则补其母，肺分别为脾、肾之子和母，故补肺经配合补脾经、补肾经可肺、脾、肾三脏同补，以健脾补肺，温肾纳气；揉脾俞助脾阳；揉肾俞、命门补命门之火；捏脊从整体上调节脏腑功能。

3. 肺肾阴虚

（1）治则：滋阴清热，补益肺肾。

（2）选穴

1）君穴：清天河水，揉二马。

2）臣穴：补肺经，补肾经。

3）配穴：补脾经，清大肠经，揉肺俞、肾俞，揉内劳宫。

本证推拿处方的组成在发热之阴虚证处方的基础上加揉肺俞、肾俞以加强补肺益肾的功效。

六、预 防 护 理

（1）推拿适用于哮喘发作时和缓解期的辅助治疗，需长期坚持。

（2）加强锻炼，增强体质；在气候变化时防寒保暖，以防外邪诱发哮喘发作。

（3）哮喘持续状态，应以综合治疗为主。

七、按 　语

增强体质是防治哮喘的重要环节，而小儿推拿对于增强小儿体质以预防哮喘发作和巩固疗效具有重要意义。

第七节 乳 　蛾

乳蛾是小儿多发疾病之一，因喉核肿胀形似乳头或似蚕蛾，故称为乳蛾。本病一年四季均可发病，尤以冬春季节气候骤变时发病多见，常因感受外邪、过食辛辣、刺激之品诱发并致病情反复发作，甚至因气血瘀阻而发展为石蛾。

现代医学认为乳蛾的主要病因是感染，主要由病毒（如单纯性疱疹病毒、鼻病毒等）、细菌（如金黄色葡萄球菌、乙型溶血性链球菌等）引起。

一、病 因 病 机

乳蛾的病因多见外感风热、胃火炽盛、肺肾阴虚。病位主要在肺、胃，病机为热毒壅盛，滞留喉核。

（一）外感风热

风热侵袭，肺气壅滞，风热之邪循经上犯，结聚于咽喉而成乳蛾。

（二）胃火炽盛

过食辛辣、煎炒之品，积聚胃腑，或先天禀受母体之胃火，均可造成胃火炽盛，上冲于咽喉发为乳蛾。

（三）肺肾阴虚

小儿久病不愈，邪毒滞留，热盛伤津；阴液暗耗，损及肺肾，咽喉失养，无力托毒外出，虚火上炎，熏灼喉核而发为本病。

风热侵袭，胃火炽盛，致火热内盛，属阳证，是谓阳蛾。乳蛾缠绵日久，邪热伤阴，或治疗时寒凉攻伐太过，损伤元阳；或温病过后，阴液耗损，余邪未清，加之素有肺肾阴虚，虚火上炎，与余邪互结于喉核发为慢乳蛾，是谓阴蛾。

二、辨 证 分 型

（一）风热袭喉

初起咽痛，伴轻度吞咽困难，高热、恶寒、咳嗽，扁桃体红肿、未成脓，咽喉黏膜充血，舌红，苔薄黄，指纹色紫，脉浮数。

（二）胃火炽盛

高热不退，咽痛明显，口渴多饮，不欲饮食，扁桃体明显充血肿大或见黄白色脓点或脓肿，或隐窝脓肿，伴口臭，大便干结，小便短赤，舌红，苔黄，指纹深紫，脉数。

（三）肺肾阴虚

咽喉微痛干赤灼热，干咳，少痰，手足心热或午后低热，神疲，面色青或㿠白，颧红，扁桃体暗红肿大或表面有少许脓液，舌红，苔薄或光剥，指纹色淡紫，脉细数。

三、诊 断 要 点

1. 病史　有外感、过食辛辣湿燥之品或咽痛反复发作史。

2. 临床表现　主要表现为咽痛、吞咽困难。急性乳蛾可伴有发热，咽部可见扁桃体充血，呈鲜红或深红色肿大，表面有脓点，甚者有小脓肿；慢性乳蛾伴有低热或不发热，咽部可见扁桃体呈暗红色，充血或不充血，扁桃体肥大，表面有脓点或挤压后有少许脓液溢出。

3. 辅助检查　血常规检查可见白细胞总数及中性粒细胞增多。

四、鉴 别 诊 断

1. 溃疡膜性咽峡炎　多以局限性炎症及溃疡形成、轻度发热、全身不适及咽痛为主要表现。溃疡多在一侧扁桃体上端，覆盖一层较厚的污秽的灰白色假膜，周围黏膜肿胀充血。可行咽拭涂片检查鉴别。

2. 喉关痈　指发生在扁桃体周围及其附近部位的脓肿，病变范围较扁桃体大。主要表现为局部肿胀、疼痛、掀红、化脓，并伴有发热恶寒、言语不清、饮食呛咳等。病情发展迅速，影响咽喉吞咽功能及呼吸系统。

五、证候病机推拿方

（一）风热袭喉

（1）治则：疏风清热，利咽消肿。

（2）选穴

1）君穴：清天河水。

2）臣穴：清肺经，清板门。

3）配穴：开天门，推坎宫，揉太阳，运耳后高骨，清大肠经，掐揉少商、商阳。

本证推拿处方的组成在发热之风热犯肺证处方的基础上加掐揉少商、商阳以加强利咽消肿之功，因咽喉为肺胃之门户，臣穴清肺经、清板门以祛风、清热利咽。少商、商阳分别为手太阴肺经和手阳明大肠经的井穴。

（二）胃火炽盛

（1）治则：清热解毒，泻火利咽。

（2）选穴

1）君穴：退六腑，清天河水。

2）臣穴：清板门，清大肠经。

3）配穴：下推七节骨，按弦走搓摩，摩腹，掐揉少商、商阳。

本证推拿处方的组成在发热之肺胃实热证处方的基础上去清肺经，加掐揉少商、商阳；病位在胃，大肠为胃功能的延续，胃热可下移大肠，故以清板门、清大肠经为臣穴。

（三）肺肾阴虚

（1）治则：滋阴降火，清热利咽。

（2）选穴

1）君穴：清天河水，揉二马。

2）臣穴：补肾经，清补肺经。

3）配穴：清补脾经，清板门，清大肠经，运内劳宫，掐揉少商、商阳。

本证推拿处方的组成在发热之阴虚证处方的基础上去揉肺俞、肾俞，加清板门，掐揉少商、商阳；病性为虚，则清天河水清虚热，揉二马滋阴补肾，共为君穴。

六、预防护理

（1）注意培养良好的饮食及作息习惯，视气候变化注意添减衣物。

（2）忌进食辛辣刺激之品。

（3）做好口腔护理，用淡盐水漱口。

（4）多饮温水，保证日常进水量，高热时医院就诊，给予退热处理。

七、按　语

乳蛾的不同发展阶段，推拿的处方各有不同，初起时以解表清胃为主，热盛时以清热养阴为主，需整体判断，不可单用清热的手法，避免造成正气损伤而邪气仍存的情况。

第八节　腹　泻

腹泻又称泄泻，是指由感受外邪或饮食不当所致，以大便次数增多，粪质稀薄或如水样为主要表现的常见病。本病一年四季均可发生，以夏秋季多发。婴幼儿中以 6 个月至 2 岁发病率为高。该病一般预后良好，但若治疗不当或不及时，可影响小儿生长发育，严重者可出现脱水、电解质紊乱、酸碱失衡，甚至危及生命。

一、病因病机

一般而言，本病病因可分为外因和内因两个方面。外因主要是湿邪，常与风、寒、暑、热之邪夹杂；内因主要是饮食不当和脾胃虚弱，过食油腻、生冷，饮食不节或不洁，以致脾胃运化功能失调而出现腹泻；先天脾胃功能薄弱者更易因饮食不当而出现腹泻。

脾主运化，胃主受纳，而脾又喜燥恶湿，故湿邪困脾，或饮食不当，脾胃运化失司，不能正常消化吸收，则出现腹泻。长夏多湿，《难经》曰"湿多成五泄"，腹泻多由湿邪引起，且夏秋季气温较高，人受天气影响，易感暑热之邪，暑湿、湿热夹杂，则易困脾胃，出现泻下臭秽、里急后重；夏秋季穿着裸露，常用风扇、空调，常食生冷瓜果，易受风寒之邪，遏制脾阳，则易出现泻下清稀、腹部冷痛；内外受邪，故腹泻以夏秋多见。脾胃虚弱，无力运化、腐熟水谷，反滞留脾胃，清浊不分，而生飧泄。脾为后天之本，脾胃不足者体质也比常人弱，故在日常的防护及饮食上都要更加注意。

《脾胃论》云："大肠主液，小肠主津。"小肠还能泌清别浊，将来自胃内容物中的营养物质、水分和食物残渣进行区分，其中营养物质上归于脾脏，布散全身；水分通过肾的气化作用化为尿液，储藏于膀胱；食物残渣下达大肠，形成糟粕，大肠对糟粕中的水分进行再次重吸收，最终形成软硬适度的粪便而排出体外。在此过程中，若小肠功能失调，其中的水分无法通过肾的气化作用形成尿液，并随食物残渣直接下降大肠，使粪便稀释而形成腹泻；若小肠、大肠中的水分重吸收太过，大肠内糟粕的水分不足而使粪便干结，从而导致便秘的产生（图4-3）。

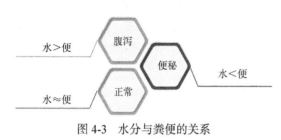

图 4-3　水分与粪便的关系

二、辨 证 分 型

（一）寒湿证

大便清稀，或如水样，色淡不臭，兼见腹痛肠鸣，小便清长，食欲不振，舌苔白或白腻，指纹色红，脉濡缓。

（二）湿热证

大便呈水样或如蛋花汤样，泻下急迫，黄褐热臭，可夹杂黏液，兼见小便短黄，腹痛、口渴、身热、烦躁，舌质红，苔黄腻，指纹色紫，脉滑数。

（三）伤食证

大便溏烂，常夹有奶瓣或未消化的食物残渣，气味酸臭，量多，兼见腹痛、腹胀，泻后痛减，或嗳气、呕吐酸馊，矢气臭秽，夜卧不安，舌苔黄、厚腻，指纹滞，脉滑。

（四）脾虚证

大便稀溏，完谷不化，夹杂奶瓣或食物残渣，臭味不显，病程较长，常反复发作，食后即泻兼见面黄肌瘦、食欲不振，舌淡苔白，指纹淡。

三、诊 断 要 点

1. 病史　有（乳）饮食不节或不洁及感受外邪史。

2. 临床表现　大便次数增加（3次以上），解稀烂便或水样便，可夹杂食物残渣，伴有腹痛、呕吐、恶心、发热等。严重者可见啼哭无泪、小便短少、皮肤干瘪、高热烦渴、神疲萎靡等脱水症状，以及口唇樱红、呼吸深长、腹胀等酸碱平衡失调和电解质紊乱的表现。

3. 辅助检查　粪便检验可有脂肪球或少量白细胞、红细胞。

四、鉴 别 诊 断

痢疾　两者均可出现大便次数增多；但痢疾大便为黏液脓血便，多伴有里急后重，大便次数多但量少，可伴有发热。粪便常规检查可找到脓细胞、红细胞和吞噬细胞，粪便培养有痢疾杆菌生长。普通腹泻一般无黏液脓血，无里急后重，粪便培养可鉴别。

五、证候病机推拿方

腹泻大便性状自上而下泻，与脾的运化、小肠泌别清浊、大肠排泄糟粕相关，下焦水利治理不当为发病的主要病机。《类经·藏象论》记载："下焦不治，水乱二便。"大肠主津，小肠主液，下焦水利治理不当，小便不行其道，从尿道出，而夹大便从肛门出，使大便水多而粪质稀烂，治宜利小便而实大便。

（一）寒湿证

（1）治则：温阳散寒，利湿止泻。

（2）选穴

1）君穴：揉外劳宫，推三关。

2）臣穴：补脾经。

3）配穴：揉板门，清小肠经，推箕门，补大肠经，上推七节骨，揉百会，揉足三里。

本证病性为寒，君穴揉外劳宫、推三关温阳散寒。病位在脾，臣穴补脾经健脾益气、散寒利湿。揉百会助揉外劳宫升阳举陷；揉板门、揉足三里加强健脾和胃之功；清小肠经、推箕门利尿，使小肠内多余的水分以小便的形式从尿道出而不侵扰大便，达到利小便而实大便的目的；补大肠经、上推七节骨涩肠固脱。

（二）湿热证

（1）治则：清热利湿，通腑止泻。

（2）选穴

1）君穴：退六腑，清天河水。

2）臣穴：清大肠经。

3）配穴：清小肠经，推箕门，下推七节骨，清板门。

本证病性为湿热，湿热黏滞，君穴以清天河水、退六腑清热利湿。病位在大肠，臣穴清大肠经清利大肠湿热。下推七节骨配合清大肠经以荡涤肠腑，使湿热从大便出；清板门运达上下之气；清小肠经、推箕门同本病寒湿证所述。

（三）伤食证

（1）治则：消食导滞，通腑止泻。

（2）选穴

1）君穴：退六腑。

2）臣穴：清补脾经。

3）配穴：清板门，清大肠经，下推七节骨，按弦走搓摩，顺运内八卦，摩腹，掐四缝。

本证病性为食积化热，君穴退六腑清热通腑。病位在胃，脾胃相表里，臣穴清补脾经健脾助运。清板门以消食化滞，运达上下之气；按弦走搓摩、顺运内八卦以理气消滞；摩腹、清大肠经、下推七节骨以通便泻热；掐四缝以散瘀结。

（四）脾虚证

（1）治则：益气健脾，温阳止泻。

（2）选穴

1）君穴：推三关，揉外劳宫。

2）臣穴：补脾经。

3）配穴：揉百会，揉足三里，补大肠经，上推七节骨，揉板门，揉脾俞、胃俞、足三里，捏脊。

本证推拿处方的组成在寒湿证处方的基础上去清小肠经、推箕门，加揉脾俞、胃俞、足三里，捏脊以固健脾益气之效。

腹痛者加揉一窝风、拿肚角；呕吐者加推天柱骨；烦躁不安者加清肝经、捣小天心、掐揉五指节。

六、预 防 护 理

（1）保证食材新鲜、干净，餐具清洁，饭前、便后要洗手，防止病从口入。

（2）注意饮食有节，饥饱有度，不吃油腻、生冷和不易消化的食物。

（3）注意季节变化，防寒保暖，避免腹部受凉。

（4）及时就诊，大便后注意清洗肛门及臀部，防止出现"红臀"，如已出现，可予茶油、紫草油外涂。

七、按　　语

腹泻的发生多数与饮食相关，故应注意饮食适宜、有节制。小儿推拿治疗腹泻疗效显著。腹泻常用手法补脾经、摩腹、上推七节骨，共奏健脾益气、固涩止泻之效。其中摩腹是常用的保健手法，家长可在饭后半小时操作，配合揉脾胃俞、足三里，可帮助脾胃消化吸收，增强抵抗力。

第九节 便 秘

便秘指大便干燥坚硬，艰涩难解，排便不爽，进而导致排便时间延长甚至不能按时排便的一种症状。便秘本身不是疾病，多因体质、饮食及生活习惯不规律或某种疾病引起，因此容易反复。便秘多见于幼儿和儿童，患先天性巨结肠者除外。

一、病 因 病 机

便秘分为实秘、虚秘两类，实秘多因肠燥气滞，邪滞大肠而致；虚秘多因气血津液不足所致。素体阳盛，或过食肥甘厚腻、辛热之品，或喂养高蛋白、高钙的乳制品，或热病下移肠道，致使肠胃积热，津液耗伤，故大便干结难解。恣食生冷寒凉，或外感寒邪，中伤肠胃，致使阴寒内盛，胃肠凝滞，故阳气不行，糟粕传导失司。素体阳虚，脾胃不足，或病后正气亏虚，耗伤阳气，不能温煦肠道、推动糟粕下行，故便下无力，排便时间延长。素体阴虚，津液不足，或病后体虚，耗伤阴血，津亏血少，不能濡养肠道，致使肠道不荣、干涩失润，故大便干结、排出困难。

《素问·五脏别论》曰："六腑者，传化物而不藏，故实而不能满也……水谷入口，则胃实而肠虚；食下，则肠实而胃虚。"六腑为空腔脏器，以通为顺，脏腑功能正常发挥是评估健康的指标，而大便的通畅程度则是六腑功能发挥的重要体现。

二、辨 证 分 型

（一）实秘

1. 肠胃积热 大便干结如羊屎，排出困难，伴有腹胀腹痛，食少纳呆，口唇干燥欲饮，口气热臭、矢气臭，面红身热、汗多，烦躁不安，小便短黄，苔黄厚或干，指纹色紫。

2. 阴寒积滞 大便干涩难解，伴腹中胀满，或呃逆呕吐，恶寒喜暖，四肢不温，舌苔白，指纹色红。

（二）虚秘

1. 气虚 大便不甚干燥，时有便意，但临厕却努挣难下，伴神疲气短，肢倦懒言，动则汗出，舌苔薄白，指纹色淡。

2. 血虚津亏 大便干结，努挣难解，排便时间长，伴面色无华，口干、烦躁，潮热盗汗，舌淡，苔少，指纹色淡。

三、诊 断 要 点

大便干结难以排出，或大便不甚干燥但无力排便，每次排便时间延长或数日一次。单纯性便秘，粪便检查多无异常。

四、鉴 别 诊 断

1. 先天性巨结肠　主要表现为出生后排便延迟，可数日无排便，腹胀伴呕吐，之后出现顽固性便秘，腹部膨胀呈逐渐加重趋势。根据病史和症状不难鉴别。如有必要，可行钡剂灌肠 X 线检查。

2. 肛管闭锁　自出生后无胎粪排出，伴有腹部膨胀、呕吐，检查肛门即可明确。

五、证候病机推拿方

（一）实秘

（1）治则：通腑消积，行气导滞。

（2）选穴

1）君穴：清天河水，退六腑。

2）臣穴：清大肠经。

3）配穴：清板门，顺运内八卦，按弦走搓摩，揉天枢，下推七节骨。

本证病性为实热，清营分、血分之热的退六腑，清气分之热的清天河水，二者共为君穴。病位在大肠，臣穴清大肠经润肠通便。配穴清板门运达上下之气疏通中焦；顺运内八卦、按弦走搓摩化积消滞、疏肝理气，推动有形和无形之热下行；揉天枢、下推七节骨配合清大肠经润肠通便以疏通下焦，使热随大便出。

（二）虚秘

（1）治则：益气补血，养阴润燥。

（2）选穴

1）君穴：清天河水，揉二马。

2）臣穴：补肾经。

3）配穴：推三关，补脾经，清板门，清大肠经，推三关，运水入土，揉肾俞、脾俞，捏脊。

本证病性为虚，肾阴为机体阴液之根本，气津亏虚，肠道干涩，君穴揉二马滋阴补肾，清天河水清虚热。病位主要在肾，臣穴补肾经益肾生津以润肠。配穴推三关补气行气以助大便下行；补脾经、揉肾俞、揉脾俞健脾益肾，培补先后天之本；运水入土润泽肠道；清板门、清大肠经疏通中、下焦之道路；捏脊调整整体脏腑功能。

腹痛者加拿肚角；烦躁者加清天河水、打马过天河、捣小天心、掐揉五指节；呕吐者加推天柱骨；汗多者加揉肾顶。

六、预 防 护 理

（1）建议以母乳喂养为主，选择奶粉要热量适中，调稀一些更易吸收，适当加喂水果汁、蔬菜汁。已断奶的幼儿避免主食过于精细，少食辛辣、烤炙之品，多吃青菜、粗粮，多喝温水。

（2）养成良好的排便习惯，定时如厕，避免蹲厕时间过长。

（3）适当运动，饭后半小时可散步消食。

（4）如有便秘，轻者可食用酸奶增加肠道蠕动，必要时可使用开塞露辅助通便。

（5）如有原发病，如先天性巨结肠、过敏性结肠炎等，应及时、积极治疗原发病。

七、按　　语

推拿治疗单纯性便秘效果较好。常用手法如摩腹、下推七节骨，有较好的通便作用，作用于实秘效果更佳，虚秘可配合食疗或中药治疗。摩腹可作为预防保健手法，摩腹手法宜轻，时间稍长，每次可做 5～10 分钟。对于先天性巨结肠引起的便秘，推拿多作为辅助治疗。

第十节　厌　食　症

厌食症是指小儿较长时间食欲不振，甚至拒绝进食的一种病证。主要由喂养不当引起，多见于 1～6 岁小儿，无明显季节性。厌食患儿除食欲不振外，其余情况一般良好，但久病小儿可出现面色少华、形体消瘦等症状，长此以往易营养不良，影响生长发育。

一、病　因　病　机

厌食症的病因主要为喂养不当，其次为先天不足或病后失调，病机为脾胃不和，受纳运化失司。

（一）喂养不当

饮食没有规律、没有节制，导致脾胃受损，脾失健运，胃失受纳，则出现厌食；或饮食不洁、饭前不洗手，有吮手指习惯的患儿可出现虫积，虫积扰乱脾胃气机升降，影响消化吸收，进而导致厌食。

（二）先天不足

先天禀赋不足，脾胃虚弱，加之后天喂养不当，则运化受纳无力，不欲饮食；脾为生痰之源，脾虚不能运化水湿痰浊，加之过食寒凉、生冷之品，则脾阳受损，痰湿中阻，胃不思纳或纳食不香而致厌食。

（三）病后失调

小儿热病伤津；或用药不当，过于寒凉损伤阳气，过于温燥损伤阴液；或病情迁延伤及脾胃；或病后调理不当，正气未复，均可导致脾胃气阴不足，受纳运化功能下降而致厌食。

二、辨 证 分 型

（一）脾胃不和

食欲不振，甚至厌食、拒食，食后多伴有脘腹胀满，精神尚可，舌质淡红，苔薄白或白腻，脉搏有力，指纹淡红。

（二）脾胃气虚

不欲饮食，甚至拒食，面色萎黄，形体消瘦，精神疲惫，乏力懒言，易汗出，大便常夹有不消化的食物残渣，舌质淡，苔薄白，脉弱无力，指纹色淡。

（三）胃阴不足

不喜进食或拒食，口渴多饮，皮肤干燥，手足心热，大便干结，小便黄赤，舌红少津，舌苔少或花剥苔，脉细数，指纹淡紫。

三、诊 断 要 点

1. 病史　多有喂养不当或病后失调史。

2. 临床表现　以长时间食欲不振为主要表现，病程在 2 个月以上，可伴有面色少华，形体消瘦，但一般情况良好，无其他阳性体征。排除其他疾病或药物引起的食欲低下。

四、鉴 别 诊 断

1. 缺铁性贫血　缺铁可影响造血和细胞免疫功能，还可引起胃酸减少、肠黏膜萎缩、胃炎、十二指肠炎等问题，造成胃肠消化功能异常，影响小儿食欲甚至生长发育。缺铁性贫血是小儿多发病，与小儿厌食症的症状有所相似，可检查血常规、铁四项等进行鉴别诊断。

2. 疳病　以面黄肌瘦、毛发稀疏或干枯发黄、腹部膨胀等为主要表现，可有食欲不振，也可有食欲亢进或嗜食异物者。多由厌食或积滞发展而来，因此早期症状与厌食较为相似，且病程较长，影响生长发育。疳积小儿大多可在四缝穴挑出淡黄色液体。疳病不难鉴别。

五、证候病机推拿方

厌食症的治疗原则以调和脾胃、消食助运为主，并根据证型进行辨证论治。

（一）脾胃不和

（1）治则：健脾和胃。

（2）选穴

1）君穴：补脾经。

2）臣穴：清肝经。

3）配穴：揉板门，推揃四横纹，揉脾俞、胃俞、肝俞、足三里，分腹阴阳。

本证病位在脾胃，君穴补脾经健脾和胃。木本克土，阴土阳土内部不和，木克之更甚，臣穴清肝经抑木扶土。配穴揉板门既助补脾经健脾和胃，又可以运达上下之气、通调中焦之气。脾胃不和，肝来横犯，揉足三里，揉肝俞、脾俞、胃俞疏肝理气和中，推揃四横纹调和气血，除烦散结，分腹阴阳调和脾升胃降的阴阳动态平衡。

（二）脾胃气虚

（1）治则：健脾益气。

（2）选穴

1）君穴：推三关。

2）臣穴：补脾经。

3）配穴：揉板门，揉中脘，揉脾俞、胃俞、足三里，揉外劳宫，揉百会，捏脊。

本证病性为气虚，气为血之帅，血为气之母，故气虚宜气血双补，推三关擅长补气为君穴。病位在脾胃，臣穴补脾经健脾益气，使气血生化有源。揉板门，揉脾俞、胃俞、足三里加强健脾益气之功；气不足无力升提，以揉外劳宫、揉百会升举阳气；捏脊从整体上调理脏腑功能。

（三）胃阴不足

（1）治则：养胃育阴。

（2）选穴

1）君穴：清天河水。

2）臣穴：补脾经。

3）配穴：揉二马，揉板门，运内劳宫，揉脾俞、胃俞。

本证病性属阴虚，清天河水清虚热为君穴。病位在脾胃，臣穴补脾经以健脾益气，气足而能生津。配穴揉二马滋肾阴而养全身，先天与后天同补；阴虚则内热生，运内劳宫助清天河水清虚热；揉板门，揉脾俞、胃俞助脾健运以生气血。

大便溏烂者加补大肠经；大便秘结者加清大肠经、下推七节骨；烦躁、夜卧不安者加捣小天心、打马过天河。

六、预防护理

（1）养成良好的饮食习惯，规律进餐，饮食有节，荤素、粗细粮合理搭配，饭前尽量少吃或不吃零食、瓜果，少喝饮料，纠正挑食、偏食的不良习惯。

（2）胃以喜为补，应培养良好的进食环境。

七、按　　语

肾为先天之本，脾为后天之本，小儿出生后的生长发育主要依靠饮食来获取能量，若长期厌食或拒食，则会导致气血生化来源不足，体质虚弱，抵抗力下降，影响生长发育。厌食日久可转化为疳证，疳积可并发其他病证，因此家长应重视并及早治疗。推拿治疗厌食，操作简单有效，小儿易接受，可作为首选疗法。同时家长应多加耐心引导，培养小儿良好的饮食习惯。

第十一节　疳　　积

疳积指以长期面黄肌瘦、毛发干枯、肚腹膨胀、精神萎靡为主要表现的儿科常见病。疳积是积滞和疳证的总称，疳证多由积滞发展而来。"疳"有两种含义：一是"疳者甘也"，取肥甘厚腻之意；二是"疳者干也"，指津气亏虚、形体消瘦干瘪之征。前者是疳证发生的原因，恣食肥甘厚腻之品耗伤气津；后者是疳证发病的病机和表现，因气津亏损不能濡养脏腑及肢体，出现形体消瘦、毛发干枯等症状。根据疳证的病程和病情，可以分为疳气、疳积、干疳三类，临床以疳气多见。本病多发于 5 岁以下小儿，发病无季节性，病程较长，慢性进展，影响五脏。

一、病　因　病　机

本病主要由于喂养不当，乳食内积，经久不化，损伤脾胃，而逐渐发展形成。其病机为脾失健运，气血生化乏源。

（一）乳食损伤

喂养不足，过饥或缺乏营养，脾胃生化乏源，气血津液不足，久则脏腑失养而成疳证；或喂养不当，过饱过偏，过食肥甘厚腻生冷之品，损伤脾胃，运化失职，积滞内停，积久不消，进而成疳。

（二）脾胃虚弱

《幼科推拿秘书》记载："五脏俱能成疳，先从脾伤而起。"先天禀赋不足，加之后天失养或病后失调，致脾胃功能虚弱，无力运化水谷精微、化生气血，输布无能，五脏失养，而成疳证。

二、辨　证　分　型

（一）疳气

形体稍消瘦，面色萎黄少华，毛发稀疏，纳食不佳或消谷善饥，食后易脘腹胀满，大便不调，精神欠佳，易烦躁，舌淡红，苔腻，脉细，多为疳证初期。

（二）疳积

形体明显消瘦，面色暗淡无华，肚腹膨胀，甚或青筋暴露，毛发干枯稀疏，精神不振或烦躁易怒，睡卧不安，或伴有揉眉挖耳，吮指，磨牙，食欲不振或多食多便，舌淡，苔腻，脉沉细，多为疳证中期。

（三）干疳

形体极度消瘦，骨瘦如柴状，皮肤干瘪起皱，面色㿠白，精神萎靡，啼哭无泪且无力，毛发枯黄稀少，腹凹如舟，不思饮食，大便溏烂或便秘，口唇干燥，舌淡或舌红少津，脉沉细弱，多为疳证后期。

三、诊 断 要 点

1. 病史 有长期消化不良史或病后饮食失调史，病程较长，逐渐进展。

2. 临床表现 以面黄肌瘦、毛发稀疏枯黄、肚腹膨胀为主要特征，多伴有精神不振、饮食异常、烦躁易怒、大便干稀不调。

四、鉴 别 诊 断

1. 厌食 疳积初期亦有食欲不振的表现，与厌食类似，但厌食除表现为长期食欲不振外，一般无明显消瘦、毛发干枯、肚腹膨胀等症状，精神状态一般良好。

2. 营养不良性水肿 水肿前期可有消瘦、体重减轻等表现，后期可见乏力、精神不振，常继发于多种维生素缺乏症，以缺乏维生素 A、维生素 B、维生素 C 多见。检验血浆蛋白可见明显减少，由此可鉴别。

五、证候病机推拿方

疳积的发病与脾胃密切相关，根据其病机，治疗原则以健脾助运、开胃消食为主。

（一）疳气

（1）治则：健脾理气，消食和中。

（2）选穴

1）君穴：推三关。

2）臣穴：补脾经，清肝经。

3）配穴：揉板门，清胃经，清大肠经，顺运内八卦，揉足三里，推揉四横纹，摩腹，捏脊。

疳证初期，症状较轻，以调理气机、助运化为主。本证气机不畅，君穴推三关行气补气。病位主要在脾，次在肝，臣穴补脾经健脾益气；土虚木乘，清肝经抑木以解脾土之困。揉板门健脾和胃，调畅脾胃升降之枢；脾胃受损，积滞内停，需扶正除积，揉足三里、捏脊健脾益气，健运生化之源；清胃经、顺运内八卦、推掐四横纹理气消滞，助通降中焦之阻滞；清大肠经、摩腹通便以畅下焦。诸穴共奏健脾和胃、消食化积之效。

（二）疳积

（1）治则：消积导滞，调理脾胃。

（2）选穴

1）君穴：揉外劳宫，推三关。

2）臣穴：揉板门，补脾经。

3）配穴：清天河水，清肝经，清大肠经，分腹阴阳，顺运内八卦，揉足三里，推掐四横纹，摩腹，捏脊。

疳证中期，积滞内停，故以除滞消积为主。本证为疳气的进一步发展，积滞而生内热，故本证推拿方在疳气处方的基础上加清天河水、揉外劳宫、分腹阴阳。君穴揉外劳宫、推三关温阳化积，借鉴"阳化气、阴成形"之意；病位在脾胃，臣穴揉板门、补脾经健脾消滞。清天河水清虚热，分腹阴阳调整腹部阴阳平衡。余穴作用同疳气处方。

（三）干疳

（1）治则：健脾益气，补血养阴。

（2）选穴

1）君穴：推三关，揉二马。

2）臣穴：补脾经。

3）配穴：清天河水，揉外劳宫，补肺经，补肾经，揉中脘，揉板门，揉足三里，推掐四横纹，摩腹，捏脊。

疳证后期，为疳积的进一步发展，气血津液亏虚，以补益为主。在疳积处方的基础上去分腹阴阳、顺运内八卦、清肝经、清大肠经，加入揉二马、补肺经、补肾经、揉中脘。揉二马滋肾养阴；补肺经补肺益气；补肾经温养肾元；揉中脘加强健脾益气功效。

本病伴有烦躁、睡卧不安者，加捣小天心、掐五指节、清肝经；便溏者，加补大肠经、揉龟尾；便秘者，加清大肠经、按揉膊阳池、下推七节骨。

六、预防护理

（1）注意饮食调养，食物应容易吸收，营养均衡。

（2）注意针对原发病，尤其是慢性消耗性疾病的治疗，有不适及时就医，勿拖延加重病情。

（3）注意锻炼身体，增强小儿体质。

七、按　　语

疳积在古代与麻疹、天花、惊风共同被列为儿科四大要证，随着人们生活水平的提高和科学养护观念的形成，目前本病的发病率已明显下降。推拿治疗疳积效果良好，尤其是捏脊及挑疳积法，效果明显。本病治疗以调理脾胃为主，因此可适当配合中药内服或食疗。常用的健脾益气、消食助运的中药有山药、白术、芡实、陈皮、白扁豆、焦山楂、焦神曲、焦麦芽等，平时可取其中几味适量煮水饮用或与粥同煮而食。

第十二节　呕　　吐

呕吐指因胃失和降，胃气上逆，以致乳食、痰涎等胃内容物由胃经口而出的一种病证。小儿常见，但无年龄限制，夏秋季多发。呕吐在生理学上视为机体的保护性反射，可以把胃内的有害物质排出体外。但是频繁、剧烈的呕吐可引起脱水、电解质紊乱和酸碱失衡，或可出现误吸引起吸入性肺炎等，危害小儿的身体健康。

一、病　因　病　机

呕吐多由乳食内伤和感受外邪引起，病机为胃失和降，胃气上逆。

（一）乳食内伤

小儿乳食不节，喂养过多过饱，或过食油腻、生冷、难消化之食物，以致损伤脾胃，运化失司，乳食内停，积滞中脘，浊气上逆而致呕吐。

（二）感受外邪

小儿脾胃不足，喂养、调护不当则易感外邪六淫之气，外邪犯胃，胃失和降，气逆于上而致呕吐。热结胃中，久而化火，火逆冲上，食入即吐，即为热吐。先天脾胃虚寒或外感风寒之邪，脾阳不振，运化失职，水湿、痰浊停滞，胃失和降，发为呕吐，食久方吐，是为寒吐。

二、辨　证　分　型

（一）伤食吐

呕吐频繁，呕吐物气味酸馊，可伴有未消化的食物残渣，拒乳拒食，脘腹胀痛拒按，口气热臭，矢气臭秽，大便酸臭，溏烂或秘结，苔黄厚腻，脉滑实，指纹滞。

（二）热吐

食入即吐，呕吐物酸臭，伴口渴，身热，烦躁，大便臭秽或秘结难解，小便黄赤，唇红，舌干，苔黄腻，指纹色紫。

（三）寒吐

饮食稍多或食久方吐，时作时止，呕吐物多完谷不化，气味不甚酸臭，腹痛喜暖，面色苍白，四肢欠温，大便溏薄，小便清长，舌淡，苔薄白，指纹色红。

三、诊 断 要 点

1. 病史　多有伤乳、伤食或腹部受寒史。
2. 临床表现　以乳食由口而出为主要表现，常伴有腹胀、腹痛。排除肠梗阻、肠道闭锁、肛门或直肠闭锁等可引起呕吐症状的疾病。

四、鉴 别 诊 断

1. 中枢性呕吐　多因颅内高压、代谢紊乱、神经症等所致。其中颅内压增高引起的呕吐多为喷射状，发作时常伴有剧烈头痛，呕吐前无恶心。根据呕吐的性质可鉴别。
2. 反射性呕吐　多由腹腔脏器急性炎症、胃肠道梗阻、药物或毒性刺激、内耳疾病、呼吸系统或心脏疾病所引起。其中胃源性呕吐多见于胃部炎症，有恶心先兆，多于进食后发作，吐后常感轻松。梗阻性呕吐，呕吐物为隔餐或隔日食物，含腐臭味，见于幽门梗阻；呕吐物为黄绿色液体，含有粪臭味，见于肠梗阻。内耳疾病引起的呕吐多伴有头晕、行走不稳。可根据症状及辅助检查查找原发病，以资鉴别。

五、证候病机推拿方

呕吐为胃失和降，胃气上逆，食物自胃下上涌咽喉而出的一种常见症状，治以降逆止呕为主，并根据证型辨证加减。伤食者佐以消食导滞，外邪犯胃者佐以疏散外邪，如清热泻火，或温中散寒。

（一）伤食吐

（1）治则：消食导滞，和中降逆。
（2）选穴
1）君穴：横纹推向板门。
2）臣穴：补脾经。
3）配穴：清大肠经，掐四缝，下推七节骨，推天柱骨。
本证基本病机为胃失和降，胃气上逆，故以横纹推向板门为君穴，以降逆止呕。病位在脾，臣穴补脾经健脾消食。清大肠经润肠通便解除下焦阻滞；掐四缝健脾和胃，消食化滞；推天柱骨助横纹推向板门降逆止呕；下推七节骨助通便。

（二）热吐

（1）治则：清热和胃，降逆止呕。

（2）选穴

1）君穴：退六腑。

2）臣穴：横纹推向板门，清补脾经，清大肠经。

3）配穴：掐四缝，下推七节骨，推天柱骨。

本证为伤食吐的进一步发展，饮食积滞，郁而化热，其推拿处方在伤食吐证处方的基础上加入退六腑，并以其为君，清泻里热。

（三）寒吐

（1）治则：温中散寒，和胃降逆。

（2）选穴

1）君穴：揉外劳宫，推三关。

2）臣穴：补脾经，横纹推向板门。

3）配穴：揉脾俞、胃俞、足三里，推天柱骨，捏脊。

本证病性属寒，寒邪客胃，中伤阳气，君穴揉外劳宫、推三关温中散寒。病位在脾，补脾经健脾和胃，横纹推向板门降逆止呕，两者共为臣穴。揉脾俞、胃俞、足三里健脾益气以散寒；捏脊益气行血、扶正助阳；推天柱骨助横纹推向板门降逆止呕。

腹痛者，加拿肚角；便秘者，加清大肠经、按揉膊阳池、下推七节骨；口唇干燥者，加水底捞明月、揉二马。

六、预 防 护 理

（1）呕吐严重者应适当禁食 4～6 小时或仅食用米汤等流质饮食，平素饮食宜清淡、易消化，忌寒凉，以 7～8 分饱为宜，注意腹部保暖。

（2）呕吐频繁或病程长者，建议到医院就诊查明原因，必要时输液补充液体及电解质。

（3）呕吐时尽量取侧卧位或俯卧位，避免仰卧，防止误吸继发肺炎。

（4）婴儿哺乳注意喂养姿势、乳汁量、奶粉浓度，避免进食过快过饱。

七、按 语

呕吐原分为呕和吐，古人认为有声有物谓之呕，有物无声谓之吐，有声无物谓之哕（干呕），而临床上呕吐常同时出现，难以区分，故合称呕吐。推拿治疗呕吐疗效较好，可作为首选方法，但需排除其他器质性病变。小儿呕吐多与饮食内伤、外邪犯胃有关，另有少数幼儿因蛔虫内扰出现呕吐甚至吐蛔的症状，可予打虫药治疗。婴儿由于胃腑发育未完善，呈水平状，贲门松弛，常因哺乳过量、过急，或吸入过多空气，导致乳汁倒流口腔，从口角溢出，称为溢乳，并非病态。

第十三节 黄 疸

黄疸，指因肝失疏泄、胆汁外溢而发生的一种以目黄、身黄、小便黄为主要表现的病证。早在《内经》就有相关记载，如《素问·平人气象论》载"溺黄赤，安卧者，黄疸……目黄者，曰黄疸"。《灵枢·论疾诊尺》中又有言"身痛色微黄，齿垢黄，爪甲上黄，黄疸也"。新生儿的黄疸，又称胎黄，即胎禀所致之黄疸。本病为新生儿时期最常见的临床问题。胎黄病名始见于《诸病源候论·胎疸候》，"小儿在胎，其母脏器有热，熏蒸于胎，至生下小儿，体皆黄，谓之胎疸"。关于黄疸的病因，关键在于湿邪，湿邪困阻脾胃，壅塞肝胆，疏泄失常，胆汁外溢而发，又有阴黄和阳黄的不同。张仲景在《伤寒论》中提到"伤寒发汗已，身目为黄，所以然者，以寒湿在里不解故也""瘀热在里，身必发黄"，并强调了湿热与寒湿在黄疸的发病中占主要地位。而张景岳于《景岳全书·黄疸》中认为黄疸应分为"阴黄""阳黄""表邪发黄""胆黄"等。

本病相当于西医学的新生儿黄疸，即由于新生儿体内胆红素代谢异常，从而出现巩膜、皮肤以及黏膜黄染的现象，分为生理性黄疸和病理性黄疸。生理性黄疸指单纯因胆红素代谢特点引起的暂时性黄疸，一般7～10天消退。我国80%左右的新生儿出现黄疸。本文所述为病理性黄疸，包括溶血性黄疸、胆道畸形、胆汁瘀阻、肝细胞性黄疸等。

一、病 因 病 机

外因源于孕母湿盛或湿毒遗于胎儿，或在生产时感受湿热之邪致使胎儿体内湿毒深重；内因则责之于小儿脾常不足的生理特点，脾虚无力运化水湿，从而使体内湿热之气无路可出，水湿郁久化热，使湿热更甚。湿邪重滞，易阻气机，热邪蒸迫，湿热熏蒸肝胆，胆汁不循常道，外溢肌肤而发为黄疸。湿热熏蒸，若热重于湿则形成阳黄，热为阳邪，故黄色鲜明如橘皮；若热毒炽盛，化热化火，内陷厥阴则黄疸迅速加深，甚至出现神昏、抽搐等危象，此为胎黄动风；若正气不足，气阳虚衰，可发展为虚脱危证。若湿重于热则形成阴黄，小儿先天禀赋不足，脾阳虚弱，湿浊内生，湿从寒化，致寒湿阻滞，寒湿为阴邪，故黄色晦暗如烟熏；若病程长，湿热弥漫中焦，阻滞气机，肝胆疏泄失常，久之则气滞血瘀，故黄色晦暗，皮肤黄疸缠绵不退，肚腹胀满，胁下痞块，肝脾损伤。

现代医学认为，新生儿病理性黄疸多与感染性疾病（如新生儿肝炎、新生儿败血症）、非感染性疾病（如新生儿溶血症、胆道梗阻、母乳性黄疸及遗传性疾病、药物因素）有关。

二、辨 证 分 型

（一）湿热郁蒸（阳黄）

面目皮肤发黄，色泽鲜明如橘，哭声响亮，不欲吮乳，口渴唇干，或有发热，大便秘结，小便深黄，舌质红，苔黄腻，脉滑数，指纹绛。

（二）寒湿阻滞（阴黄）

面目皮肤发黄，色泽晦暗，持久不退，精神萎靡，四肢欠温，纳呆，大便溏薄，色灰白，小便短少，舌质淡，苔白腻，脉濡，指纹滞。

（三）气滞血瘀

面目皮肤发黄，颜色逐渐加深，晦暗无华，右胁下痞块质硬，肚腹膨胀，青筋显露，或见瘀斑、衄血，唇色暗红，舌见瘀点，苔黄，脉涩，指纹紫滞。

（四）黄疸动风

黄疸迅速加深，色黄如金，伴高热烦渴，神昏，嗜睡，抽搐，腹满而痛，舌红绛，苔黄燥，脉弦数，指纹紫。

（五）黄疸虚脱

黄疸迅速加重，黄色较淡，伴面色苍黄、浮肿，气促，神昏，四肢厥冷，胸腹欠温，舌淡苔白，脉微欲绝。

三、诊　断　要　点

1. 临床表现　目黄、身黄、小便黄为黄疸的三大主症。黄疸出现早（出生 24 小时内），发展快，黄色明显，或黄疸出现迟，持续不退，日渐加重。可见肝脾大，精神倦怠，不欲吮乳，大便或呈灰白色。

2. 辅助检查　血清胆红素显著升高，尿胆红素阳性，尿胆原试验阳性或阴性，肝功能可正常。母子血型鉴定，检测 ABO 或 Rh 血型不合引起的溶血性黄疸。肝炎综合征应做肝炎相关抗原抗体检查。

四、鉴　别　诊　断

生理性黄疸　为单纯因胆红素代谢特点引起的暂时性黄疸，多在出生后 2～3 天出现，4～6 天达到高峰，7～10 天消退，但一般情况好，偶有食欲不振，无其他临床症状。

五、证候病机推拿方

脾失健运，水湿内停，郁而化热发黄，脾土虚肝木克己，治宜抑木扶土为大法，以清热解毒、利胆退黄为基本原则。阳黄热重于湿，宜以清热除湿为主；阴黄为寒湿较重，宜以温化寒湿为主；气滞血瘀，辅以行气活血化瘀；肝之疏泄有助于胆道畅通，故疏肝利胆贯穿本病治疗的始终。热盛动风以清热解毒、凉血开窍为主；阳气虚脱宜大补元气、温阳固脱。

（一）湿热郁蒸

（1）治则：清热解毒。

（2）选穴

1）君穴：清天河水。

2）臣穴：清补脾经，清肝经。

3）配穴：清大肠经，下推七节骨，清小肠经，推箕门，揉涌泉，揉脾俞、足三里。

本证病性属实，病位主要在脾，次在肝。肝色主青，脾色主黄，小儿先天肝常有余，脾常不足，肝旺乘土而出现脾土的脏色，脾虚失运，湿郁体内而化热发为黄疸，宜从二便解，故君穴清天河水清卫分、气分热。臣穴清肝经、清补脾经抑木扶土。清大肠经、下推七节骨润肠通便，清小肠经、推箕门利尿，使湿热从二便出；揉脾俞、足三里健脾助运；揉涌泉引火下行，助清天河水泻热。

（二）寒湿阻滞

（1）治则：散寒祛湿，健脾退黄。

（2）选穴

1）君穴：揉外劳宫，推三关。

2）臣穴：补脾经、清肝经。

3）配穴：补肺经，补肾经，揉脾俞、肝俞、足三里，揉板门，揉一窝风。

本证病位在脾，次在肝、肾。病性属寒，脾寒无以运化水湿，肝木来乘，以温阳散寒的揉外劳宫、推三关为君穴，臣穴以清肝经、补脾经抑木扶土。补肺经、补肾经，金生水，水能涵木；揉板门，揉脾俞、足三里健脾益气；揉一窝风加强温阳行气之功。

（三）气滞血瘀

（1）治则：疏肝利胆，活血化瘀。

（2）选穴

1）君穴：推三关。

2）臣穴：清肝经，补脾经。

3）配穴：按弦走搓摩，清板门，清大肠经，摩腹，揉外劳宫，揉血海。

本证病位在肝，次在脾。气行不畅则血行瘀滞，肝主疏泄，通调周身气机，君穴推三关以行气化瘀，臣穴清肝经、补脾经抑木扶土。按弦走搓摩、清板门、清大肠经、摩腹理气以畅通中下焦；揉外劳宫、揉血海活血化瘀。

（四）黄疸动风

（1）治则：清热解毒，凉血开窍。

（2）选穴

1）君穴：清天河水，退六腑。

2）臣穴：清肝经，清补脾经。

3）配穴：清大肠经，下推七节骨，清小肠经，推箕门，揉涌泉，掐五指节，掐人中（水沟），掐十宣。

本证推拿处方在湿热郁蒸证处方的基础上去揉脾俞、足三里，加退六腑，其与清天河水共清内外之热，加掐五指节、掐人中、掐十宣以镇惊息风。

（五）黄疸虚脱

（1）治则：大补元气，温阳固脱。

（2）选穴

1）君穴：揉外劳宫，推三关。

2）臣穴：补脾经，补肾经。

3）配穴：揉百会，揉关元，摩脐（神阙），揉足三里，捏脊。

本证为元气虚脱的急危重症，以大补元气为主，可配合参附汤合生脉散送服或注射液静脉滴注以温阳固脱。病位主要在肾，次在脾。揉外劳宫、推三关温阳固脱，升阳举陷，两者共为君穴，臣穴以补肾经、补脾经健脾培肾固本。揉百会、揉关元、摩脐组合以温肾培元；揉足三里、捏脊健脾益气。

便秘者加按揉膊阳池、摩腹、揉龟尾；小便短少者加揉中极、三阴交、丹田；腹痛者加拿肚角、掐揉一窝风；纳呆者加揉板门、运内八卦、掐揉四横纹、揉足三里、摩腹。

六、预 防 护 理

（1）妊娠期间应注意饮食，忌酒和辛热之品。如孕母有肝炎病史，宜产前定期检测相关抗体的动态，并采取相应的预防措施。

（2）注意保护新生儿脐部、臀部和皮肤，避免损伤，防止感染。

（3）密切观察刚出生婴儿皮肤颜色的变化，以便掌握黄疸出现及消退时间。

（4）注意观察患儿状态，如有无精神不振、嗜睡、不欲吮乳、两目直视、四肢抽搐，以便早发现、早治疗。

七、按 　 语

目前，新生儿黄疸首选蓝光（或绿光）照射治疗，此法虽为效果较快的治疗方法，但治疗过程中新生儿易出现腹泻、大便次数增多、粪质稀薄、色绿的现象，此为木克土太过之象（蓝光属东方木，而黄色为中央土），脾常不足为小儿的生理特点。小儿推拿通过手法与穴位相结合，既可以清热解毒、利湿退黄，又可以健脾，还可以根据患儿的体质随时调整治疗基础方，只要辨证分析得当，便可以收到良好的治疗效果，是一种无毒副作用且行之有效的治疗方法。

第十四节　腹　痛

腹痛是小儿时期的一种常见病症，以胃脘以下、脐周及耻骨以上部位疼痛为主要特征。早在《黄帝内经》中已指出寒邪、热邪客于肠胃可引起腹痛，如《素问·举痛论》认为腹痛的发生是"寒气客于肠胃之间，膜原之下，血不得散，小络急引故痛""经脉流行不止、环周不休，寒气入经而稽迟……客于脉中则气不通，故卒然而痛"，经络"不通则痛"，并提出腹痛的发生与脾胃、大小肠、膀胱等脏腑有关。因小儿不能表达，发生疼痛时不能直观地描述症状，仅有啼哭和异常的精神状态，故极易造成漏诊、误诊，全面细致的体格检查，对小儿腹痛的正确诊断显得十分重要。

现代医学根据不同的病因，认为腹痛是许多胃肠道疾病及全身性疾病发展过程中的一种症状，包括功能性腹痛及器质性腹痛。功能性腹痛如消化不良、胃肠蠕动紊乱、过敏性肠痉挛等；器质性腹痛如阑尾炎、肠炎、肠梗阻、肠套叠等。

一、病 因 病 机

不通则痛是腹痛病机的关键。而导致不通的病因有多种，以感受寒邪、乳食积滞、虫积、热结胃肠、气滞血瘀为多见。

小儿脏腑娇嫩，乳食不能自节，寒温不知自调，在外易受邪气的侵扰，在内易为乳食所伤。伤于寒者，寒客于胃肠，寒凝经络，气机不畅，不通则痛；伤于乳食者，食滞肠胃，脾胃肠道受损，运化失常，气机升降失调，致食积腹痛；感染蛔虫者，虫扰动肠中或胆道，或虫多扭结成团，阻滞气机，气滞致痛；若感受外邪，入里化热，热结阳明，腑气不通，不通则痛；若跌仆损伤、术后腹部脉络受损，或素有癥瘕，瘀血内积，气血运行不畅，不通则痛。

小儿因稚阳未充，易感寒邪；若先天不足，或后天失调，损伤中阳，寒从中生，脏腑、经脉失于温煦，不荣则痛，则致脾胃虚寒腹痛。

二、辨 证 分 型

（一）寒邪内阻

腹痛阵作，疼痛剧烈，得温痛减，遇寒痛甚，手足欠温，肠鸣，或伴吐泻，小便清长，舌淡红，苔白滑，脉弦紧，指纹红。

（二）乳食积滞

脘腹胀满，拒按，腹痛欲泻，泻后痛减，夜卧不安，不欲饮食，嗳腐吞酸，大便酸臭，舌苔厚腻，脉滑，指纹紫滞。

（三）虫积

疼痛以脐周为主，痛无定时，时发时止，伴腹部硬结，时聚时散，面黄肌瘦，喜食异物，大便带虫，舌暗，脉促，指纹滞。

（四）气滞血瘀

腹部刺痛或胀痛，经久不愈，痛有定处，或腹有癥瘕结块，按之痛剧，舌紫暗或有瘀点，脉涩，指纹紫滞。

（五）脾胃虚寒

腹痛绵绵，喜温喜按，时作时止，得食痛缓，面色少华，神疲肢倦，手足欠温，纳差，便溏，舌淡，苔白，脉沉缓，指纹淡红。

三、诊 断 要 点

1. 病史　有感受寒邪，或乳食积滞，或素有癥瘕、腹部外伤或手术史。

2. 临床表现　以胃脘以下、脐周及耻骨以上疼痛为主；年长小儿可准确表述疼痛部位及性质，婴幼儿则表现为啼哭、烦躁、蜷缩、不欲吮乳等，触诊腹部可有异常反应，如胀气、硬结、腹肌紧张、小儿啼哭等。

3. 辅助检查　血常规、大便常规、腹部 B 超等可出现阳性结果。

四、鉴 别 诊 断

急腹症　疼痛剧烈，伴腹肌紧张，压痛，反跳痛，若为急性阑尾炎，右下腹麦氏点压痛、反跳痛明显；若为急性胆囊炎，右上腹压痛；若为急性胰腺炎，左上腹压痛；若有腹胀、肠型或肿物，呕吐，便闭，肠鸣音亢进，多为粘连性肠梗阻、嵌顿疝、肠套叠等；若全腹压痛、反跳痛、腹肌紧张、腹胀、肠鸣音消失，多为腹膜炎。

五、证候病机推拿方

肠腑以通为用，以降为和，腹痛以"不通则痛"为常理，其治疗当以"通"为法，进行辨证施治。在辨明寒热虚实的基础上，辅以理气、活血、通阳之法，标本兼治，即实则泻之，虚则补之，热者寒之，寒者热之，滞者通之，瘀者散之。外感者，辅以温经散寒；食积者，辅以消食导滞；虫积者，辅以安蛔；热结者，辅以通腑泻热；气滞血瘀者，辅以行气化瘀；脾胃虚寒者，辅以温中健脾。

（一）寒邪内阻

（1）治则：温中散寒，理气止痛。

（2）选穴

1）君穴：揉外劳宫，推三关。

2）臣穴：补脾经。

3）配穴：揉一窝风，拿肚角，摩腹，揉足三里，揉脾俞，揉胃俞。

本证病位在脾，病性属寒，以温阳散寒的揉外劳宫、推三关共为君穴，以散寒健脾益气的补脾经为臣穴。揉一窝风温中行气、止痛，拿肚角理气消滞，两者组合为小儿推拿止痛要穴；摩腹健脾和胃、理气消食；揉脾俞、揉胃俞健脾和胃、助运化；揉足三里健脾和胃、调中理气、通络导滞。

（二）乳食积滞

（1）治则：消食导滞，和中止痛。

（2）选穴

1）君穴：退六腑。

2）臣穴：揉板门，清补脾经。

3）配穴：清大肠经，摩腹，揉天枢，运内八卦，按弦走搓摩，掐揉四横纹，揉一窝风，拿肚角，揉足三里，揉脾俞，揉胃俞。

本证病位在胃，脾胃相表里，病性属实，饮食内积，郁而化热，君穴退六腑清内热，臣穴清补脾经健脾和胃，揉板门消食化滞，并疏通中焦上下之气。顺时针摩腹、清大肠经、揉天枢通便而除积滞；运内八卦、按弦走搓摩、掐揉四横纹宽胸理气、调和气血，并能消食化滞；余穴同寒邪内阻证。

（三）虫积

（1）治则：温中行气，安蛔止痛。

（2）选穴

1）君穴：揉外劳宫，推三关。

2）臣穴：补脾经。

3）配穴：揉神阙，揉胆囊穴，揉肝俞、胆俞、天枢，揉一窝风，拿肚角，摩腹，揉足三里，揉脾俞，揉胃俞。

本证以腹寒虫积为主，推拿处方在寒邪内阻证处方的基础上加揉神阙、揉胆囊穴，揉肝俞、胆俞、天枢疏肝利胆。

（四）气滞血瘀

（1）治则：活血化瘀，行气止痛。

（2）选穴

1）君穴：推三关。

2）臣穴：按弦走搓摩。

3）配穴：补脾经，揉天枢，运内八卦，掐揉四横纹，揉膈俞、血海，揉一窝风，拿肚角，摩腹，揉足三里，揉脾俞，揉胃俞。

本证以气滞血瘀为主，病位主要在肝，肝主疏泄，调畅全身气机，故君穴推三关行气化瘀，臣穴按弦走搓摩疏肝理气，通调周身气机。补脾经、揉天枢健脾和胃、行气止痛；运内八卦、掐揉四横纹理气宽胸、调和气血；揉膈俞、血海活血化瘀；余穴同寒邪内阻证。

（五）脾胃虚寒

（1）治则：温中理脾，缓急止痛。

（2）选穴

1）君穴：揉外劳宫，推三关。

2）臣穴：补脾经。

3）配穴：补肾经，揉神阙、丹田，揉百会，揉一窝风，拿肚角，摩腹，揉足三里，揉脾俞，揉胃俞。

本证推拿处方的组成在寒邪内阻证处方的基础上加补肾经，揉神阙、丹田以温肾固本；揉百会升阳举陷，余穴同寒邪内阻证。

本病伴有腹泻者，加补大肠经、逆时针摩腹、上推七节骨；便秘者，加清大肠经、顺时针摩腹、下推七节骨；呕吐者，加横纹推向板门、推天柱骨；发热者，加清天河水、退六腑。

六、预 防 护 理

（1）注意保暖，根据天气变化及时增减衣物，避免腹部受凉。

（2）忌暴饮暴食、过食生冷，忌食刺激及难以消化的食物，避免在玩耍中进食或餐后剧烈活动。

（3）根据病因，给予相应饮食调护。

七、按　　语

推拿治疗小儿腹痛效果明显，但行推拿治疗前需明确诊断，排除禁忌证，如急腹症引起的腹痛，应及时采取其他治疗手段，以免耽误病情；虫积腹痛者，在行推拿治疗取得止痛效果后，应配合驱虫药以根治。

第十五节　流　　涎

小儿流涎，又称"滞颐"，指小儿唾液过多并从口中流出的一种病证，即俗称"流口水"，唾液浸渍于两颐及胸前，常伴口腔周围发生粟粒红疹及糜烂，多见于 3 岁以内的小儿。此病不仅影响外观，还可引起下颌潮红糜烂。关于本病中医论著多无专门病名，《内经》中称为"涎下"，《伤寒杂病论》中称为"口吐涎沫"，《诸病源候论》中称为"滞颐"。

现代医学认为本病有生理性流涎和病理性流涎之别。生理性流涎是暂时现象，随着婴儿年龄的增长可不治自愈，如食物刺激、乳牙萌生等，婴儿期流涎多属此类；病理性流涎包括母乳喂养时间过长、口腔炎症、腮腺机械性损伤、脑炎、面神经麻痹、唐氏综合征、先天性甲状腺功能减退症等。

一、病 因 病 机

金玉（廉泉）不约为流涎的基本病机。《内经》有"脾为涎""肾为唾""舌以涎下，皆属于热""诸病水液，澄澈清冷，皆属于寒""诸转反戾，水液浑浊，皆属于热"之说，可见涎唾同源，小儿流涎与脾肾关系密切，其病因又有寒、热之别。《诸病源候论》有言，"小儿滞颐者，涎流出而渍于颐间也，此由脾冷涎多故也。脾之液为涎，脾胃虚冷，不能收制其津液，故流出渍于颐也"，指出小儿流涎与脾胃虚冷有关，因小儿脾常不足，中焦虚寒，气虚固摄无权，故流涎不止。《素问·经脉》载"手少阴之别……循经入于心中，系舌本"，指出若心火上炎，则口舌生疮、流涎。《杂病源流犀烛·诸汗源流》载"唾为肾液，而肾为胃关，故肾家之唾为病，多出于胃"，指出本病与心、胃、肾诸脏密切相关。若小儿饮食不节，恣食肥甘，则脾胃损伤，运化失调，食积郁久化热，致胃火上炎，湿热熏蒸，上泛为涎；若小儿素体脾胃虚弱，饮食不节，或他病及脾，致脾胃气虚，运化失司，脾湿上泛，发为流涎；若小儿先天禀赋不足，脾肾素虚；过用苦寒攻伐之品，脾胃受损，伤及肾阳，中焦虚寒，气化统摄乏力，津液肆流，上泛于口而发为本病。

二、辨 证 分 型

（一）心脾积热

流涎，质稠，病程短，或伴舌及口腔黏膜糜烂，因疼痛而拒食，烦躁，啼哭，小便短赤，大便干结，舌尖红，苔薄黄，脉数，指纹紫滞。

（二）中焦湿热

流涎，质黏，病程较长，衣襟、口角及下颌常被涎液浸湿，甚则颈部潮红，食欲旺，恶热喜凉，面赤唇红，口臭，便秘，舌红，苔黄厚腻，脉滑数，指纹紫滞。

（三）脾胃气虚

流涎，质稀，病程较长，纳差，乏力，面色少华，常伴腹泻，舌淡或稍胖，苔白，脉缓弱，指纹淡。

（四）脾肾两虚

流涎，质稀清冷，病程长，神疲肢倦，面色苍白，可伴腹痛，呕吐，四肢不温，完谷不化，小便清长，或伴遗尿，大便稀溏，舌淡胖，苔白滑，脉沉，指纹淡。

三、诊 断 要 点

1. 年龄 多见于3岁以内的小儿。

2. 临床表现 涎液过多，不断外流，浸渍于两颐及胸前，下颌及衣服常湿，可引起周围皮肤发生红疹及糜烂。本病应排除口疮、鹅口疮、软瘫、痴呆等疾病。

四、鉴 别 诊 断

生理性流涎 新生儿唾液腺发育尚不完善，涎液分泌少，至 3～4 个月后唾液腺逐渐发育，涎液分泌量渐增，5～6 个月后因乳牙萌出，刺激三叉神经，唾液分泌显著增加，而此时小儿吞咽反射尚不完善，不能将唾液及时吞下，故外溢成流涎，不属于病态。

五、证候病机推拿方

本病基本病机属金玉（廉泉）不约，故约束金津玉液为流涎的基本治法，并重视口颌局部的操作。应根据不同的邪气性质进行辨证论治。若心脾积热，应佐以清心泻脾；若中焦湿热，应佐以清热利湿、通腑泻火；若脾胃气虚，应佐以益气健脾；若脾肾不足，应佐以温补脾肾，健脾利湿。

（一）心脾积热

（1）治则：清心泻脾，清热化积。

（2）选穴

1）君穴：清天河水。

2）臣穴：清补脾经。

3）配穴：清小肠经，揉总筋，揉板门，推小横纹，掐揉四横纹，掐揉承浆、廉泉，揉颊车。

本证病性属热，病位主要在心，次在脾。根据实则泻其子的原则，心经有热以清天河水代之，以防直接清心经扰动心火，又脾为心之子，故君穴取清天河水以清心热，臣穴清补脾经泻脾热。心经有热下移小肠，揉总筋调畅气机，助清小肠经利尿清心热；揉板门与掐揉四横纹相合，清热化积；推小横纹主清脾胃之热；掐揉承浆、揉廉泉、揉颊车促进患儿口齿发育、调节涎液的分泌。

（二）中焦湿热

（1）治则：清热利湿，通腑泻火。

（2）选穴

1）君穴：清天河水，退六腑。

2）臣穴：清板门，清补脾经。

3）配穴：清大肠经，顺时针摩腹，下推七节骨，揉总筋，运内八卦，掐揉承浆、廉泉，揉颊车。

本证病性为热，病位主要在脾胃。君穴取清天河水、退六腑以清腑热，臣穴取清板门以疏通中焦之气机，清补脾经健运中焦。清大肠经、顺时针摩腹、下推七节骨通腑泻热，使热有出路；运内八卦清热行滞；揉总筋清热散结、通调周身气机；掐揉承浆、廉泉，揉颊车同心脾积热证。

（三）脾胃气虚

（1）治则：益气健脾，升阳固涎。

（2）选穴

1）君穴：推三关，揉外劳宫。

2）臣穴：补脾经。

3）配穴：揉足三里，揉中脘，摩肚脐，揉脾俞、胃俞，捏脊，掐揉承浆、廉泉，揉颊车。

本证病性为气虚，病位在脾胃。君穴推三关补气，揉外劳宫升阳举陷；臣穴补脾经健固生气之源。捏脊调阴阳、理气血、和脏腑；揉足三里、揉中脘、摩肚脐补益气血、健脾和胃；揉脾俞、胃俞健脾胃益气；掐揉承浆、廉泉，揉颊车同心脾积热证。

（四）脾肾两虚

（1）治则：温补脾肾，健脾利湿。

（2）选穴

1）君穴：揉外劳宫，推三关。

2）臣穴：补脾经，补肾经。

3）配穴：补肺经，捏脊，揉足三里，揉百会，横擦关元、丹田，揉肾俞、脾俞。

本证病性属虚，君穴揉外劳宫、推三关共为君穴，以补气温阳。病位主要在脾，次在肾，臣穴以补脾经、补肾经，加强健脾补肾摄唾之功。结合补肺经、捏脊、揉足三里加强益气健脾补肾之力；百会为诸阳之会，揉百会可提升一身之阳气；横擦丹田、关元温补下元；揉肾俞、脾俞意在健脾补肾。

本病发热者加清天河水、退六腑、水底捞明月等；便秘严重者加顺时针摩腹、下推七节骨、揉龟尾、按揉膊阳池等；腹泻者加补大肠经、板门推向横纹、逆时针摩腹、上推七节骨等。

六、预 防 护 理

（1）保持小儿下颌、颈前及胸前干燥，避免用手捏其腮部。

（2）忌食辛、辣、酸、冷、咸、硬等刺激及难以消化的食物。对脾胃积热的小儿应选择清热养胃、泻火益脾的食物，如绿豆、丝瓜、雪梨、西瓜、金银花等；脾胃虚寒的小儿应选温中健脾的食物，如羊肉、韭菜、花生、核桃等。

七、按　语

小儿推拿对流涎的治疗效果理想，但操作时一定要注意手法的轻重缓急，尤其是口周、颜面、颈前等局部的操作，手法宜轻快，不可过重，过重可能因刺激过强，而加重涎液的流出。另外，在治疗的过程中，患儿涎液也有会增多的可能，但一般在操作后涎液会减少。

第十六节　口　疮

口疮指以口腔黏膜局部（唇、舌、颊、齿龈及上腭等）反复发生单个或多个溃疡为主要特征的疾病，是儿科常见的口腔疾病。以糜烂、色红作痛为主的称为"口糜"，发生于口唇两侧的称为"燕口疮"，可伴有发热、疼痛、流涎等全身不适症状。口疮的病名最早出现在《黄帝内经》中，如《素问·至真要大论》已有"少阳之复，大热将至，火气内发，上为口糜"的记载。自战国后期起，关于口疮的病因病机、治疗等方面均有了相关记载。如隋代巢元方在《诸病源候论》中指出其病机为"腑脏热盛，热乘心脾，气冲于口与舌，故令口舌生疮也"，即心脾热盛而发生口疮。本病各年龄均可发病，以2~4岁小儿多见，可单独发生，也可伴随其他疾病而发生。本病预后良好，推拿治疗有效，但若失治、误治，或小儿体质过于虚弱，可致重症，或反复发作，迁延难愈。

本病相当于现代医学中的口炎，包括口角炎、溃疡性口炎、复发性口腔溃疡、疱疹性口炎、疱疹性咽峡炎、卡他性炎等。

一、病 因 病 机

中医古籍有云："舌为心之苗，脾开窍于口。"而胃之经脉入上齿，环绕口唇，络小肠支脉，沿喉到舌根两侧；肾之经脉循喉咙，夹舌本；肝之经脉循喉咙，环绕口唇。故本病的发生涉及心、脾、胃、肝、肾五脏（腑），尤与心、脾关系密切。《圣济总录》亦云："口疮者，心脾有热，气冲上焦，熏发口舌，故作疮也。"《丹溪心法》中也提出"口舌生疮，皆上焦热壅所致"的说法。可见口疮的发生多由脏腑积热化火所致，又主要与心脾之热相关。《圣济总录》又有"胃气弱，谷气少，虚阳上发而为口疮""元脏虚冷上攻，口疮"之说。《疡医大全》有云："中气不足，脾胃虚衰，不能敛纳下焦阴火，被逼上炎，以致阳虚口疮。"可见脾胃及下焦虚火亦可引起口疮。脾开窍于口，胃络于齿龈，外感风热毒邪，内乘于脾胃，脾胃内热上攻于口，发为口疮；若小儿饮食不当，恣食肥甘厚味，蕴久生热，内积心脾，循经上炎，发为口疮；小儿肾常不足或素体阴虚，或久病津液亏耗，肾阴不足，水不制火，虚火上炎，发为口疮。

二、辨 证 分 型

（一）风热乘脾

多见于外感风热后，起病急，齿龈、上腭、口颊、口角溃疡，甚则满口糜烂，或为疱疹转为溃疡，周围焮红疼痛，烦躁，拒食，咽红，口臭，伴发热，汗出，小便短黄，大便秘结，舌红，苔薄黄，脉浮数，指纹浮紫。

（二）心脾积热

舌上、舌边溃疡，色红疼痛，心烦不安，夜啼，口干欲饮，伴低热，口臭，厌食，尿赤痛，便秘，舌红，苔薄黄，脉洪大，指纹紫滞。

（三）虚火上炎

口舌溃疡或糜烂，色淡，微痛，颧红，口干咽燥，舌尖红，苔少或苔花剥，脉细数，指纹淡红。

三、诊 断 要 点

1. 病史　多有外感史或饮食失调史。

2. 临床表现　口唇、舌体、两颊、齿龈、上腭等出现溃疡，创面呈黄白色，周边红晕，多呈圆形，大小不等，少数可见糜烂。发于口周者多见水疱或疱疹，2～3 天后破裂成结痂。常伴发热、局部灼痛，小儿常哭啼、拒食。

3. 辅助检查　血常规可正常，或白细胞及中性粒细胞增高。

四、鉴 别 诊 断

鹅口疮　又名"雪口病"，是由白念珠菌感染引起的，为口腔黏膜乳凝块样白苔，不易用棉棒或湿纱布擦掉，多融合成片，略凸，周围红晕，疼痛不明显。多发生于初生儿及体弱儿。

五、证候病机推拿方

脾开窍于口，热郁于脾而表现于口，故本病实证应以清热解毒、清心泻脾为治疗原则；虚证治宜以滋阴降火、引火归原为原则。风热者，辅以疏风清热；热蕴者，加强清热泻火；阴虚火旺者，加强滋阴降火。

（一）风热乘脾

（1）治则：疏风清热，运脾解毒。

（2）选穴

1）君穴：清天河水，退六腑。

2）臣穴：清补脾经，推小横纹。

3）配穴：分手阴阳，开天门，推坎宫，揉太阳，揉耳后高骨，清大肠经，推箕门，下推脊柱，揉曲池。

本证病性为热，病位主要在肺，次在脾。外邪自表入里伤及脾，表里同病，以清天河水、退六腑为君穴，清表里之热，臣穴清补脾经、推小横纹清脾胃之热。四大手法疏风解表；分手阴阳调和表里阴阳；下推脊柱、揉曲池增加清热解毒之力；清大肠经、推箕门通利二便使得热邪有出路。

（二）心脾积热

（1）治则：清心泻脾。

（2）选穴

1）君穴：清天河水，退六腑。

2）臣穴：清补脾。

3）配穴：清肝经，分手阴阳，推小横纹，清板门，清大肠经，顺时针摩腹，下推七节骨，清小肠经，推箕门，揉曲池。

本证为里证，推拿处方在风热乘脾证处方的基础上去解表热之四大手法、下推脊柱，加入清中焦之热的清肝经、清板门及顺时针摩腹、清小肠经。

（三）虚火上炎

（1）治则：滋阴降火。

（2）选穴

1）君穴：清天河水，揉二马。

2）臣穴：清肝经，补肾经。

3）配穴：揉内劳宫，揉涌泉，补脾经，捣小天心。

本证病性属虚，小儿肾阴不足，水不制火，虚火上炎，以清天河水、揉二马为君穴以滋阴补肾，清虚热。病位主要在肾，次在肝，臣穴补肾经补水脏，滋水涵木以助清肝经泻火。补脾经健生气之源以生津液；捣小天心清热利尿；揉内劳宫加强清心热之功；揉涌泉清透虚热、引火下行。

六、预防护理

（1）保持口腔清洁，注意饮食卫生，餐具应经常消毒；加强身体锻炼；培养小儿良好的生活习惯，保持大便通畅。

（2）若已患口疮，可用淡盐水漱口，或用冰硼散、西瓜霜喷剂等涂搽患处；还可予麦冬、金银花、薄荷等泡茶饮。

（3）所喂食物以新鲜、清洁为宜，不宜食辛辣及肥甘厚腻之品。小儿宜半流饮食，避免粗硬食品。初生儿口腔黏膜娇嫩，不可用粗硬布帛清洁口腔，以免损伤黏膜。

（4）对急性热病、久病患儿，应特别注意要做好口腔护理，防止发生口疮。

七、按　　语

小儿口疮主要以心脾积热、火热上炎为主，有虚火与实火之分，推拿治疗小儿口疮是一种绿色有效的方法，但须建立在准确辨证的基础上。小儿先天禀赋不足，要时刻关注"脾常不足""肾常虚"的生理特点，不能一味地清热泻火，以免伤及根本。

第十七节　脱　　肛

脱肛又称肛管直肠脱垂，是肛管、直肠黏膜或直肠全层，甚至部分乙状结肠向外翻出而脱垂于肛门外的一种常见疾病。本病各种年龄的人均可发生。脱肛分为黏膜脱垂型、完全脱垂型、盆结肠套叠脱垂型三种，小儿以直肠黏膜脱垂多见，主要表现为肛门直肠黏膜脱出，轻者便后可自行回纳，重者咳嗽、行走、下蹲时即脱出，脱出物不能自行回纳，需卧床或用手托回，并伴有排便不尽或下坠感。本病易反复发作，因反复摩擦而出现直肠黏膜糜烂、大便带血、肛门潮湿、瘙痒等。

一、病 因 病 机

《疡科心得集》中提到"老人气血已衰，小儿气血未旺易脱肛"，指出年老者气血已衰，小儿先天脾常不足，气血未旺，两者均为气血不足，中气下陷，不能固摄而致脱肛。《普济方》指出："夫肛门者大肠之候。若小儿大肠虚冷，久痢不已，躯气于下，里急后重，或致用力，则其气下坠，故令肛门脱出"，提示久泻久痢而致脱肛。《黄帝内经》云"肺与大肠相表里"，小儿先天肺常不足，若患儿久咳，肺气大伤，则大肠失固而致脱肛。小儿先天肾常虚，若久病而致肝肾阴虚，液燥肠干，致长期便秘，便时用力努挣而致脱肛。小儿饮食不节，嗜食肥甘厚味，致大肠积热，湿热下注，大便燥结，便时过度用力而致脱肛。总之，本病多由正气虚损，清阳下陷，固摄失职，内收松弛而致脱肛，与脾、胃、肺、肾有直接关系。病机可分虚实两端，其中虚者多由气虚不摄而致脱肛，实者主要为湿热蕴于直肠，排便努挣，使肛门约束受损所致。治疗时当辨虚实、明脏腑。

现代医学认为，小儿脱肛系先天不足、发育不全，骶骨弯尚未长成，直肠呈垂直状态，腹腔内向下的压力增加时，直肠无骶骨的支持，压力直接作用于肛管，易使其向下滑动而致脱垂。或病后小儿营养不良，括约肌收缩力较弱，直肠容易自肛门脱出。本病一般发生在3岁以下的儿童，尤其1岁以内儿童好发。

二、辨 证 分 型

（一）脾胃虚弱

有肿物自肛门脱出，有下坠感，伴面黄肌瘦，四肢倦怠，纳差，腹胀，便溏，舌淡苔薄白，脉沉弱，指纹色淡。

（二）肺气虚

脱肛，久病咳嗽，反复不已，气短懒言，面色苍白，畏寒自汗，言语低怯，舌质淡嫩，脉微细，指纹色淡。

（三）肝肾阴虚

长期便秘，便时努挣而致肛门肿物脱出，头目眩晕，腰膝酸软，发育迟缓，舌红少苔，脉细，尺脉弱，指纹紫。

（四）湿热下注

脱出物红肿或色暗，可有糜烂、渗液或出血，伴身热，口渴或便秘，溲赤，舌红苔黄，脉数，指纹紫。

三、诊断要点

1. 病史　可有久病或体虚史。

2. 临床表现　排便时有肿物脱出肛门外，轻者可自行回纳，重者肿物不能自行回缩，需用手帮助回缩；可伴有便后下坠感，或排便不尽感，或每于腹压升高时即有肿物脱出肛门外；可伴有疼痛、大便带血、肛门潮湿、瘙痒等。

四、鉴别诊断

肛瘘　瘘管时愈时破，局部有红肿、疼痛、溃破、流脓，排便时无肿物突出，用探针贯通瘘管可鉴别。

五、证候病机推拿方

《疡科心得集·辨脱肛痔漏论》中提出："治脱肛之证，不越乎升举、固摄、益气三法。"《素问·气交变大论》记载："下者举之。"故本病应以益气升提固脱为治疗原则，同时应针对不同病因辅以滋阴、清热、利湿、导滞等辨证治疗。

（一）脾胃虚弱

（1）治则：补中益气，升举固脱。

（2）选穴

1）君穴：推三关，揉外劳宫。

2）臣穴：补脾经，清肝经。

3）配穴：揉板门，揉百会，揉脾俞、胃俞、足三里，捏脊，揉龟尾。

本证病性属虚，以推三关补气，揉外劳宫升阳举陷，二者共为君穴。病位主要在脾，次在肝，土虚木乘，臣穴以补脾经、清肝经抑木扶土。百会为诸阳之会，揉之以升举阳气；揉脾俞、胃俞、足三里，捏脊补中益气；龟尾为督脉之起源，有通调督脉之功，又位于肛门之出口，揉之可以理肠提肛。

（二）肺气虚

（1）治则：补益肺气，固摄大肠。

（2）选穴

1）君穴：推三关，揉外劳宫。

2）臣穴：清补肺经，补大肠经。

3）配穴：擦膻中、肺俞，揉太渊，揉龟尾。

本证病性属气虚，君穴同脾胃虚弱证。病位主要在肺，次在大肠，肺与大肠相表里，臣穴补大肠经、清补肺经表里同治。膻中为气之会，太渊为手太阴肺经五输穴之输穴，肺俞为肺经的背俞穴，三者合用肃肺止咳，以减轻咳嗽导致的腹内压力；揉龟尾有通调督脉之功，又位于肛门之出口，揉之可理肠提肛。

（三）肝肾阴虚

（1）治则：滋养肝肾，润肠通便。

（2）选穴

1）君穴：清天河水，揉二马。

2）臣穴：补肾经，清肝经。

3）配穴：推三关，清补脾经，揉肝俞、肾俞，揉太溪、复溜、涌泉。

本证病性属阴虚，清天河水、揉二马共为君穴，清天河水清虚热，揉二马滋阴补肾。病位主要在肾，次在肝，臣穴补肾经、清肝经以滋水涵木。阴损及阳，气不足无以升提，取推三关以补气；木虚土反侮，取清补脾经以解木之围；揉肾俞助补肾经、揉二马以滋肾阴而涵养肝木；揉肝俞以泻肝火；涌泉为肾经之井穴，太溪为肾经原穴，复溜为肾经经穴，三穴合用，可滋肾阴。

（四）湿热下注

（1）治则：清热利湿，导滞通便。

（2）选穴

1）君穴：退六腑。

2）臣穴：清大肠经。

3）配穴：清板门，清脾经，清小肠经，推箕门，揉天枢，下推七节骨，顺时针摩腹，揉龟尾。

本证以肠道湿热为主，病性为湿热，君穴退六腑清热解毒。病位在大肠，臣穴清大肠经通便、荡涤肠腑之热。清板门、清脾经健脾消滞，疏通中焦阻滞；揉天枢、顺时针摩腹、下推七节骨清热通便，以通下焦；清小肠经、推箕门利尿清热；揉龟尾理肠提肛。

便秘者加顺时针摩腹，下推七节骨，揉龟尾，清大肠经；腹泻者加逆时针摩腹，上推七节骨，补大肠经；发热者加清大肠经，清天河水，退六腑，掐四横纹。

六、预防护理

（1）注意肛门的护理和清洁，每于便后用温水洗净，并及时将脱出物还纳。

（2）培养小儿良好的排便习惯，大便时间不能过长，更不要久坐便盆。

（3）改善饮食营养和卫生，增强小儿体质。

（4）鼓励小儿做提肛锻炼。

七、按 语

临床上用于治疗本病的方法很多，如中药内服，但其药味苦致小儿难以坚持用药；手术疗法，疗效虽可观，但对小儿的创伤性较大，一般不提倡。小儿推拿治疗本病方法简单，随时随地可操作，无毒副作用，治愈率高，治疗期间无痛苦，小儿易于接受和坚持。

第十八节 不 寐

不寐指小儿在睡眠过程中出现的各种睡眠障碍（如入睡困难、时寐时醒、寐中多梦、夜惊啼哭等）导致经常性不能获得正常睡眠的一种病证。

现代医学认为小儿睡眠障碍可由遗传因素、环境因素或躯体疾病导致，致病因素又能够直接影响小儿的睡眠结构、质量及转归。

一、病因病机

《景岳全书》曰："盖寐本乎阴，神其主也，神安则寐，神不安则不寐，其所以不安者，一由邪气之扰，一由营气之不足耳。有邪者多实证，无邪者多虚证。"不寐的病机总属小儿脏腑阴阳失衡，营卫失和，昼不精则夜不寐。病机主要与心、脾、肾相关。心血不足，心失所养，心神不安则不寐；素体脾胃虚弱，脾失健运，或乳食积滞，胃不和则卧不安；突受惊吓导致气机逆乱；心胆气虚，心神不宁导致夜寐不安。

《素问·阴阳应象大论》记载："阴在内，阳之守也；阳在外，阴之使也。"阴阳动态平衡而不病，阴阳失衡则疾病发生。整体而言，本病的病机为阳不入阴则不寐。

二、辨证分型

（一）心肾不交

入睡困难，烦躁不安，寐中多梦，手足心热，小便清长，舌红，苔薄，脉细数，指纹色红或淡紫。

（二）心脾两虚

时寐时醒，面色少华，纳食减少，大便溏薄，形体消瘦，舌淡，苔薄，脉沉细，指纹色淡红。

（三）乳食积滞

不思乳食，腹胀，便秘，大便硬结，夜间啼哭，烦躁不安，舌苔厚腻，脉弦滑，指纹色紫。

（四）心胆气虚

寐中易惊醒，醒后难以入睡，面色乍青乍白，喜依偎母怀，舌淡，苔薄白，脉弦细，指纹色淡红。

三、诊 断 要 点

临床表现　入睡困难，睡前烦躁不安，时寐时醒，睡中易于惊醒，或醒后难以入睡等。应除外其他疾病或因素，如因饥饿，尿布潮湿，环境温度过冷、过热等导致的不寐。

四、证候病机推拿方

根据本病阳不入阴则不寐的病机，治宜调和阴阳。

（一）心肾不交

（1）治则：滋阴降火，交通心肾。
（2）选穴
1）君穴：清天河水。
2）臣穴：补肾经，揉二马。
3）配穴：清肝经，捣小天心，分手阴阳，轻拍心包经。
　　本证病性为热，病位主要在心，次在肾。心藏神，为君主之官，主宰一切精神意识活动，天河水位于手厥阴心包经上，君穴取清天河水以清热安神，臣穴取揉二马、补肾经以滋阴补肾。分手阴阳平衡阴阳；清肝经清热除烦；轻拍心包经、捣小天心安心神，共奏水火既济之功。

（二）心脾两虚

（1）治则：补益心脾，宁心安神。
（2）选穴
1）君穴：推三关，揉外劳宫。
2）臣穴：捣小天心，补脾经。
3）配穴：揉足三里、脾俞、心俞，捣小天心，分手阴阳，轻拍心包经。
　　脾胃为后天之本，气血生化之源，故本证病位主要在脾，次在心。病性属虚，君穴推三关补气，揉外劳宫温阳升提，两者共为君穴。臣穴补脾经、捣小天心共济健脾安神之功。揉足三里、脾俞以健脾益气；揉心俞、捣小天心、轻拍心包经以安心神；分手阴阳平衡阴阳。

（三）乳食积滞

（1）治则：健脾助运，消积导滞。

（2）选穴

1）君穴：清天河水，退六腑。

2）臣穴：清补脾经。

3）配穴：清大肠经，清板门，摩腹，下推七节骨，捣小天心。

本证病性属实，饮食阻滞，郁而化热，君穴退六腑、清天河水分别作用于手少阴心经、手厥阴心包经上，心主神明，主穴取清天河水、退六腑以泻心热及腑热，两者共为君穴。病位主要在心，次在脾胃，臣穴清补脾经以健脾消滞。清板门既配合清补脾经健脾消滞，又可运达上下之气，与摩腹、下推七节骨、清大肠经共同疏通下焦积滞，通下焦以解中焦之滞；捣小天心安心神，清热利尿。

（四）心胆气虚

（1）治则：补气养心，宁心安神。

（2）选穴

1）君穴：推三关。

2）臣穴：清天河水，平肝经。

3）配穴：补脾经，补肾经，掐揉五指节，捣小天心，分手阴阳，轻拍心包经，揉心俞、胆俞。

本证病性属气虚，君穴推三关补气行气，取气能生津摄津、气津足而神安之功。病位主要在心，次在肝胆，臣穴清天河水以安心神，清虚热，平肝经镇惊安神提胆气。补肾经滋水涵木以养胆气；木不足土来乘之，补脾经以扶脾抑肝，揉胆俞以养胆；掐揉五指节以疏肝通络；揉心俞与捣小天心、分手阴阳、轻拍心包经等共同助臣穴安心神。

《景岳全书》记载："盖寐本乎阴，神其主也，神安则寐，神不安则不寐。"

五、预 防 护 理

（1）养成良好的睡眠习惯，避免睡前过度兴奋。

（2）按时、按需喂养，及时更换尿布，适时添衣加被。

第十九节　夜　　啼

夜啼指小儿经常在夜间啼哭，时哭时止，甚至通宵达旦；或每夜定时啼哭，白天安静如常的一种病证，又名"惊啼""儿啼"，民间俗称"夜哭郎"，多见于1岁以内的婴幼儿。

现代医学认为，小儿啼哭分为非疾病性和疾病性两类。婴幼儿由于饥渴、睡眠不足、尿布潮湿、蚊虫叮咬、衣被过冷或者过热等导致的啼哭皆属于非疾病性啼哭；因疾病（凡能引起小儿身体不适或疼痛者）引起的啼哭，皆属于疾病性啼哭。

一、病因病机

《诸病源候论》言："由风热邪气乘于心，则心脏生热，故卧不安，则惊而啼也。"邪热上乘于心，火热内盛而上炎，故烦躁不安而哭闹。《诸病源候论》记载："小儿夜啼者，脏冷故也。"小儿先天脾常不足，又后天失于调养，或脏腑受寒，受寒后气机不畅，血行凝滞，故腹中寒邪作痛而啼。《素问·逆调论》记载"胃不和则卧不安"，胃失和降，阻碍卫气运行，故夜卧不安则啼哭不止。又或因暴受惊恐，致心神不宁、神志不安，故出现寐中惊醒而啼哭不安。

二、辨证分型

（一）心经积热

夜间啼哭，面红耳赤，烦躁不安，大便干结，小便短赤，舌尖红，苔薄黄，指纹紫滞。

（二）脾虚中寒

夜间啼哭，哭声低弱，面色无华，口唇色淡，四肢欠温，睡喜俯卧，大便溏，舌质淡，苔薄白，指纹淡红。

（三）暴受惊恐

夜间突然啼哭，表情恐惧，面色乍青乍白，哭声时高时低，时急时缓，惊惕不安，舌质淡，苔薄白，指纹青紫。

（四）乳食积滞

厌食吐乳，脘腹胀满，大便腐臭，睡卧不安，舌质淡，舌苔厚腻，指纹色紫。

三、诊断要点

1. 年龄 多见于 1 岁以内的婴幼儿。

2. 临床表现 白天正常，入夜啼哭，不得安睡，时哭时止，或每夜定时啼哭，甚至通宵达旦。

3. 辅助检查及体格检查 辅助检查未见明显异常，全身一般情况良好，难以查明啼哭原因。

四、鉴别诊断

1. 生理性啼哭 因饥渴、睡眠不足、尿布潮湿、蚊虫叮咬、衣被过冷或者过热等引起的哭闹属正常的本能反应。

2. 病理性啼哭 因疾病引起小儿不适，日夜均可啼哭，如急腹症、佝偻病、手足抽搐等，引起小儿烦躁不安哭闹不止。

3. 习惯不良性啼哭 某些小儿的不良习惯引起的哭闹，如需夜间开灯、摇篮中摇摆、怀抱、边走边拍等。

五、证候病机推拿方

夜啼的辨论治，首要辨明寒、热、虚、实，再分别施以温、清、补、泻之法。针对心热、脾寒、惊恐、食积不同病因，分别根据清心降火、温脾散寒、镇惊安神、消积导滞等原则加以施治。

（一）心经积热

（1）治则：清心降火，宁心安神。

（2）选穴

1）君穴：清天河水。

2）臣穴：捣小天心。

3）配穴：清小肠经，清补肾经，补肾经，揉心俞。

本证病性属热，君穴清天河水以泻心火。病位在心，臣穴捣小天心以宁心安神。心与小肠相表里，配穴清小肠经以利尿清热；清补肾经以补肾水，并与清天河水、捣小天心、揉心俞共奏水火既济之功；心火旺传脾土而乘肾水，予补肾经以健脾益肾。

（二）脾虚中寒

（1）治则：温脾散寒，养心宁神。

（2）选穴

1）君穴：推三关，揉外劳宫。

2）臣穴：补脾经。

3）配穴：揉一窝风，顺运内八卦，揉心俞，揉脾俞。

本证病性属寒，君穴推三关、揉外劳宫以温阳散寒。病位在脾，臣穴补脾经健脾益气以散寒。揉脾俞助补脾经健脾助运；揉一窝风、顺运内八卦可温中理气止痛；揉心俞安心神，并补脾之母脏。

（三）暴受惊恐

（1）治则：镇惊安神，补气养心。

（2）选穴

1）君穴：清天河水。

2）臣穴：清肝经，补肾经。

3）配穴：捣小天心，揉心俞、肝俞、肾俞，振关元，轻拍心包经。

本证病位在肝，君穴取清天河水以清心安神，取实则泻其子之意。臣穴清肝经以泻肝气，并结合补肾经以滋水涵木。揉肝俞助清肝经镇惊安神；捣小天心、揉心俞、轻拍心包经以加强安心神之功；揉肾俞、振关元引气归元。

（四）乳食积滞

（1）治则：健脾助运，消积导滞。

（2）选穴

1）君穴：清天河水，退六腑。

2）臣穴：清板门，补脾经。

3）配穴：按弦走搓摩，清大肠经，掐四缝，顺运内八卦，摩腹。

本证因乳食积滞，郁而化热，病性为热，君穴清天河水或退六腑，或两者组合以清里热。病位在胃，臣穴清板门、补脾经共济健脾消滞之功。按弦走搓摩、掐四缝共奏疏肝理气、消滞散结之功；清大肠经、摩腹消食导滞以疏通下焦，助清板门消中焦之滞。

六、预 防 护 理

（1）睡眠时保持卧室安静，不通宵开灯，养成良好的睡眠习惯，注意保暖，避免受凉。

（2）注意鉴别因身体疼痛不适导致的啼哭，及时找出病因解决。

第二十节 汗 证

小儿汗证，是指在安静状态下，在正常环境中，以全身或局部无故出汗很多，甚至大汗淋漓为特征的病证。一般有自汗、盗汗之分，"自汗"指不分寤寐，无故汗出，多为气虚所致；"盗汗"指睡中汗出，醒后即收，多为阴虚所致。

一、病 因 病 机

小儿汗证多由表虚不固、营卫失调、气阴虚弱、心脾积热所致。《素问·脉要精微论》记载："阳气有余，为身热无汗，阴气有余，为多汗身寒；阴阳有余则无汗而寒。"阳为热，阴为寒，阳盛则热，阴盛则寒，汗出与否与阴阳盛衰紧密相关，如《素问·阴阳别论》记载"阳加于阴谓之汗"。汗为心之液，《证治准绳》云："夫汗者，心之所藏，在内为血，发外者为汗，盖汗乃心之液，故人之气血平则宁，偏则病。"心神不安或紧张惊慌常导致汗出加剧。又《素问·阴阳应象大论》指出："阴在内，阳之守也；阳在外，阴之使也。"

阴阳互根互用，汗为阴液，阳气失于固摄则阴液外泄，津能载气，气随津脱，可见，本病为阴损及阳，或阳损及阴者之变，最终演变为阴阳两虚之证。

二、辨证分型

（一）气虚自汗

小儿自汗频频，动则尤甚，伴有面色㿠白，四肢欠温，平时易感冒，胃纳欠佳，舌质淡，苔薄，脉细弱或缓。

（二）阴虚盗汗

小儿盗汗频作，睡中汗出，醒后即收，多形体消瘦，精神不振，手足心潮热，口干喜饮，舌红，舌苔少或见剥苔，脉细数。

《望诊遵经》曰："额汗出者，病在诸阳；手足汗出者，病在于胃；心窝汗出者，心脏亏虚；阴下汗出者，下焦湿热；汗出偏沮者，使人偏枯之先兆；汗不至足者，热病咳衄之危证。此皆部位之分也。形色者何？三阳实，三阴虚者，汗不出；三阴实，三阳虚者，汗不止；有汗身热者，阳邪在营；无汗身热者，阴邪在卫；汗出少者为自和；汗出多者为太过；风湿发汗，微微似欲汗出者，风湿俱去；如水流漓者，病必不除；黄汗者，湿热之证；白汗者，厥气之征；红汗者，气虚之候；小儿初生，汗出如血者，多夭寿；小儿初生，汗出不流者，不成人；汗出如浴者，酒风之候；汗出如油者，命绝之容；汗出如流珠，脉浮者，卫气衰；汗大如贯珠不流者，元气绝；濈濈然汗出者，表将解；然汗出者，里未和；汗出不止者，阳亡于外；夺血无汗者，阴虚于内；此皆形色之分也。若夫时有寒暑，衣有冷暖，形有动静，腠理因之而开阖，汗液因之而有无，非病也，常也。其或饮食饱甚，汗出于胃；惊而夺精，汗出于心；持重行远，汗出于肾；疾走恐惧，汗出于肝；摇体劳苦，汗出于脾，是皆人事之异，非病候之殊也。故善诊汗者，必视寒暑，观冷暖，察动静，知其汗之常，以审其汗之变。夫而后可按部位，辨形色，以分其表里，而判其虚实焉。他如热汗为阳，冷汗为阴，宜合体之冷热而分之，合病之阴阳而辨之，则其诊益备，其用益明矣。"

三、诊断要点

1. 年龄　多见于1～5岁儿童。

2. 临床表现　在安静状态下，在正常环境中，白天或夜间全身或某部位汗出较正常小儿多。排除因气候炎热、情绪紧张、衣被过厚或剧烈运动后等因素引起的汗出。

3. 辅助检查及体格检查　辅助检查未见异常，一般情况良好。

四、鉴别诊断

战汗　常出现在热病过程中，在恶寒发热时全身战栗，随之汗出淋漓，或但热不寒，或汗出身凉，过候再作。

五、证候病机推拿方

本病以阴阳互损，阳不固守，阴液外泄为整体病机，治宜调和阴阳，自汗宜健脾益气，固表止汗；盗汗宜滋阴清热，固表敛汗。

（一）自汗

（1）治则：健脾益气，固表止汗。
（2）选穴
1）君穴：推三关。
2）臣穴：补脾经。
3）配穴：补肺经，补肾经，揉肾顶，揉中脘，揉百会、足三里、脾俞。
本证病性属气虚，君穴推三关擅长补气。病位在脾，臣穴补脾经健固生气之源。气虚无力收摄津液而外泄，故以揉肾顶收敛元气，固表止汗，揉百会升提阳气以摄汗；肺主皮毛，补肺经以实腠理；肾为水脏，补肾经以补外泄之汗液；揉中脘、揉足三里、揉脾俞加强补脾经健脾益气之效，使生化有源。

（二）盗汗

（1）治则：滋阴清热，固表敛汗。
（2）选穴
1）君穴：清天河水，揉二马。
2）臣穴：补肾经。
3）配穴：推三关，顺运内劳宫，揉涌泉，补脾经，补肺经，揉肾顶。
本证推拿处方在自汗处方的基础上去揉中脘，揉百会、足三里、脾俞，加清天河水、揉二马、运内劳宫、揉涌泉。揉二马与清天河水滋阴清热共用为君穴，病位在肾，臣穴补肾经助揉二马补肾滋阴。推三关补气以生津；顺运内劳宫清虚热，揉涌泉引火下行。

六、预 防 护 理

（1）注意合理喂养，平时多饮水。
（2）进行体格锻炼，增强体质。
（3）避免汗出受风，预防感冒。
（4）汗出后及时擦干，并更换衣物。

七、按　　语

小儿推拿治疗汗证疗效确切。由于小儿出汗多，不能自理，家庭护理不及时则容易患呼吸系统疾病，延长了本病的疗程，故适当的小儿推拿调护体质、合理营养的饮食、细致的家庭照护及适当的锻炼身体，对本病有良好的防治作用。

第二十一节　湿　疹

小儿湿疹，即特应性皮炎，又称遗传过敏性皮炎、异位性皮炎，是一种慢性、复发性、炎症性皮肤病，是由多种因素引起的一种具有多形性皮损和易有渗出倾向的皮肤炎症反应。婴儿湿疹又称为"奶癣"，多发于婴儿时期，一般在出生后 1～3 个月发病，6 个月后逐渐减轻，1 岁半后大多数小儿自愈。一部分小儿延长至幼儿或儿童期，甚至可迁延多年不愈。本病无明显季节性，可泛发或局限。由于病变在表皮，愈后一般不留瘢痕。

古代中医文献无"湿疹"之病名，根据其临床特征，主要归属于"浸润疮""湿毒"范畴。清代吴谦在《医宗金鉴》中提到："此症初生如疥，瘙痒无时，蔓延不止，抓津黄水，湿淫成片，由心火脾湿受风而成。"

一、病因病机

中医学认为，本病为先天禀赋不足，风、湿、热阻于肌肤；或饮食不节，过食辛辣鱼腥动风之品，伤及脾胃，脾失健运，致湿热内生，又外感风湿热邪，内外合邪，两相搏结，湿侵肌肤；或因素体虚弱，脾为湿困，肌肤失养；或因湿热蕴久，耗伤阴血，化燥生风而致血虚风燥，肌肤甲错；或孕期母亲饮食不注意，食用膏粱厚味、鱼腥海味之品，或者孕期容易动怒、脾气暴躁，导致肝火内动遗热于胎儿，又或者产后小儿喂养不当，饮食不节，导致脾胃虚弱，脾失运化，湿热内生引起本病。

本病的因素诸多，直接或间接使热郁肌肤，腠理开阖失常，热泻无门，滞留皮下，牵连肌肉血脉为本病的病机。

二、辨证分型

（一）胎火湿热

小儿的面部、双颊、双颧、头皮、前额、眉、耳等部位出现湿疹。重者布满全身，变成一片潮红，更甚者起水疱，抓破时渗出黄色液体，干燥后形成黄痂，大便干燥，尿黄，舌红，苔黄腻。

（二）脾虚湿蕴

小儿的皮肤出现成片的水疱，伴瘙痒，抓破后结薄痂，常伴有纳呆、神疲，腹胀便溏，大便夹杂未消化的奶瓣，舌淡胖，苔薄白或腻。

（三）血虚风燥

病程日久，皮损浸润肥厚，干燥脱屑，或呈苔藓样改变，局部剧烈瘙痒，常反复急性发作，舌淡，苔薄。

三、诊 断 要 点

1. 临床表现　皮疹多见于头面部，逐渐蔓延至颈部、肩部、躯干、四肢。皮损呈多形性，初起时为红斑或红丘疹，病情进展可逐渐增多，出现丘疱疹、小水疱、糜烂、结痂等。急性期的多形性皮疹，易有渗出液，瘙痒剧烈，反复发作及慢性期的浸润、肥厚等特征。

2. 辅助检查　一般无特异性表现，血液中嗜酸细胞可能增加。

四、鉴 别 诊 断

擦烂红斑　多见于耳后、腹股沟、肛周、颈部，一般多发生于肥胖儿，好发于夏季，由湿热、流涎、局部护理不当所致。

五、证候病机推拿方

本病病机为热邪滞留肌肤腠理，牵连肌肉血脉。肺主皮毛，肺脏为本病不可忽视的病位，治宜理气宣肺，开泻腠理，清热通络，祛风止痒，清热养血。

（一）胎火湿热

（1）治则：清热利湿，祛风止痒。

（2）选穴

1）君穴：清天河水，退六腑。

2）臣穴：清肺经。

3）配穴：清板门，清小肠经，清补脾经，清大肠经。

本证病性属热，君穴清天河水，清表热而通络行气，退六腑清里热。病位在肺，清肺经以泻皮肤之热。肺与大肠相表里，清大肠经配合清肺经以解肺、大肠表里之热；清补脾经、清板门既健脾祛湿，又可行气消滞；清小肠经以清热利尿，使湿热从小便出。

（二）脾虚湿蕴

（1）治则：健脾利湿，理气消滞。

（2）选穴

1）君穴：推三关。

2）臣穴：补脾经。

3）配穴：揉板门，顺运内八卦，摩腹，揉中脘、脾俞、足三里，捏脊。

本证脾主运化水湿，根据"诸湿肿满，皆属于脾"的理论，君穴推三关以补气行气。病位在脾，臣穴补脾经健脾助运而化湿。揉脾俞、揉板门、揉足三里、揉中脘助补脾经健脾助运，利水湿；顺运内八卦以宽胸理气，助水下行；摩腹理气通滞，加强脾主运化水湿的功效。

（三）血虚风燥

（1）治则：养血生津，祛风止痒。

（2）选穴

1）君穴：清天河水，揉二马。

2）臣穴：补脾经。

3）配穴：拿风池，揉血海、脾俞、足三里，捏脊。

本证为血虚生风，风动疹生，病位在脾，脾胃为气血生化之源。君穴清天河水、揉二马以清热生津，润燥；臣穴补脾经以健脾生血。揉脾俞、揉足三里健脾和胃、益气生血；"治风先治血，血行风自灭"，揉血海、拿风池祛风养血；捏脊理气血，从整体上调节脏腑功能。

六、预 防 护 理

（1）洗澡水温不宜过高，少用或不用化学沐浴用品，忌用刺激性强的外用药。

（2）勤剪指甲，避免搔抓，衣着宽松，穿棉质衣物，避免接触毛织、化纤衣物。

（3）母乳喂养者，母亲应清淡饮食，不食用辛辣、温燥之品，如牛羊肉、鱼虾蟹、辣椒、花椒、炸鸡等，小儿忌添加虾、鱼、蟹等易过敏食物。

七、按 语

小儿湿疹的发生多与母亲的体质、孕期母亲的饮食及出生后婴幼儿的饮食情况有关，在小儿推拿的同时，应积极寻找病因，方能取得较好的疗效。

第二十二节　遗　　尿

遗尿又称尿床，指3周岁以上小儿在睡眠中小便自遗，醒后方觉的一种疾病。遗尿分为原发性与继发性两种，以原发性多见。现代医学认为，原发性遗尿由大脑皮质及皮质下中枢功能失调所致，一般无器质性疾病，但有较明显的家族倾向。突然受惊、过度疲劳、生活环境的骤变、不恰当的教育等均为遗尿的常见因素。继发性遗尿可由精神创伤、泌尿系统或全身性疾病引起。遗尿多自幼发病，也有在儿童期发生，可为一时性，也有持续数月后消失，而后又反复者，部分可持续到性成熟时才消失，甚者成年时仍有遗尿。遗尿经久不愈可影响小儿的精神生活、身心健康及生长发育。

一、病 因 病 机

小儿肾气不足，下元虚寒，或脾肺气虚，或肝经郁热，皆可导致膀胱失约而致本病。

中医学认为，尿液的生成和排泄与肺、脾、肾、肝、三焦、膀胱等脏腑关系密切，因肺居上焦，为水上之源，主一身之气，通调水道；脾居中焦，主运化，脾健则水湿得以输布；肾居下焦，为水脏，开窍于二阴，司二便，与膀胱相表里。

二、辨 证 分 型

（一）肾气不足

睡中经常遗尿，多则一夜数次，醒后方觉，面色无华，精神萎靡，健忘，腰酸腿软，小便清长，舌淡苔少，脉沉细。

（二）脾肺气虚

尿频而量少，神疲乏力，面色萎黄，自汗消瘦，食少便溏，舌淡苔白，脉细弱。

（三）肝经郁热

睡眠中遗尿，尿量不多，气味腥臊，小便色黄，平素性情急躁，或夜间梦语龄齿，口角糜烂，面红唇赤，舌红苔黄，脉弦数。

三、诊 断 要 点

1. 年龄　3岁以上小儿。

2. 临床表现　睡眠中不经意尿床，轻则数夜一次，重则每夜1～2次或更多，且睡眠较深。

3. 辅助检查　原发性遗尿一般无异常。继发性遗尿，根据病史，可检查尿常规、尿比重、尿糖等。X线检查注意有无脊柱裂，尿道造影有无畸形或其他异常。

四、鉴 别 诊 断

消渴　因尿量增多，常有遗尿，多伴有多饮、消瘦、乏力等症状，通过检查尿糖可确诊。

五、证候病机推拿方

本病的治疗原则以固涩下元为主，虚者温补脾肾，肝经郁热者平肝清热。

（一）肾气不足

（1）治则：温阳补肾，固摄小便。

（2）选穴

1）君穴：推三关，揉外劳宫。

2）臣穴：补肾经。

3）配穴：补脾经，揉肾俞，揉丹田、关元、百会，擦腰骶部。

本证病性属虚，虚则补之，推三关、揉外劳宫组合为君穴，以补气温阳。病位主要在肾，臣穴补脾经补肾培元气。揉丹田、揉关元、揉肾俞、擦腰骶部助补肾经温补肾阳；补脾经健脾益气，使生化有源；揉百会助揉外劳宫升阳提气、温阳散寒，气足则固摄尿液。

（二）脾肺气虚

（1）治则：补中益气，固摄小便。

（2）选穴

1）君穴：推三关，揉外劳宫。

2）臣穴：补脾经，补肺经。

3）配穴：补肾经，揉肺俞、脾俞、肾俞，揉丹田，揉关元、百会。

本证推拿处方的组成在肾气不足证处方的基础上去擦腰骶部，加补肺经、揉肺俞、揉脾俞以补脾益肺。

（三）肝经郁热

（1）治则：健脾清肝，清热利尿。

（2）选穴

1）君穴：清天河水，退六腑。

2）臣穴：清肝经。

3）配穴：按弦走搓摩，补脾经，清小肠经，推箕门，捣小天心，揉二马。

本证病性属热，君穴清天河水、退六腑分别作用于心经、心包经循行路径上。《难经》记载"实则泻其子"，肝之子为心，故以两者为君泻心火。病位主要在肝，取清肝经以泻肝火。配穴按弦走搓摩疏肝解郁，调畅气机；《金匮要略》云"见肝之病，知肝传脾，当先实脾"，清肝经与补脾经组合，为抑木扶土之法；心与小肠相表里，清小肠经、推箕门、捣小天心清心安神、利尿通淋；肾为肝之母，揉二马滋肾水以涵养肝木。

六、预防护理

（1）食物中减少盐量，睡前少饮水。

（2）做好家长宣教，不打骂和歧视遗尿小儿，鼓励其树立信心，消除焦虑情绪。

（3）建立合理的生活制度，养成按时排尿习惯，夜间定时唤醒小儿，鼓励其自行起床排尿。

七、按　语

推拿对泌尿系统疾病的调治，遵循中医学整体观念和辨证论治的原则，借助现代解剖学、生理学知识，发挥推拿手法优势，达到培元固本、温经散寒、利水通淋、调整脏腑功能的目的。

第二十三节　近　　视

近视是由于青少年用眼过度，或学习光线过于昏暗，坐姿不端正，引发用眼过度疲劳或个体体质差异等因素所致。先天近视者与父母高度近视遗传相关。近视程度较高者又称近觑。

近视分为以下三种：低度近视：−0.500～3.000；中度近视：3.250～6.000；高度近视：≥6.000。

近视可通过纠正不正确的用眼方式减轻或解除，中高度近视须借助近视眼镜矫正，重者无法矫正。

人的眼球近似球形，由眼球壁、眼内腔、眼内容物、视络、视神经等组成。眼球壁外层由角膜和巩膜组成；中层由虹膜、睫状体和脉络膜组成；内层由薄而透明的视网膜组成。眼内容物由透明的房水、晶状体和玻璃体组成，其与角膜一样，均有屈光作用。

外界光线由角膜进入瞳孔，通过晶状体、房水、玻璃体的折射作用，达到视网膜上感强光和色视觉最敏感的黄斑中央凹处，刺激使神经细胞产生视觉信息，汇集于视盘，并由视神经传导到大脑视觉中枢，从而产生视觉。可见，视觉产生的关键环节在于光线由角膜进入后是否能落入视网膜中央凹处。由角膜到视网膜中央凹之间的一条假设线，称为眼轴，平均为 24mm，恰好等于 24mm 者为正视眼，大于 24mm 者为远视眼，小于 24mm 者为近视眼（图 4-4）。

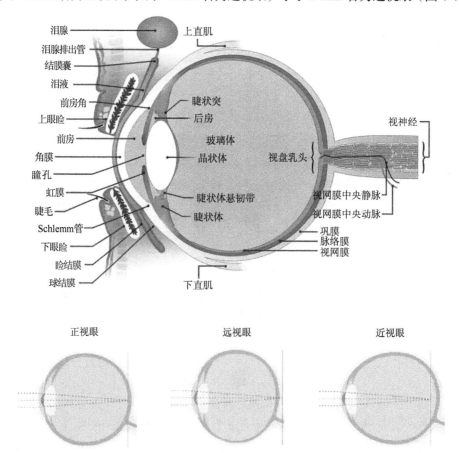

图 4-4　眼部解剖与眼轴

一、病因病机

中医学认为，肝与目关系最为密切，如《素问·金匮真言论》记载"东方青色，人通于肝，开窍于目，藏精于肝"；《仁斋直指方论》记载"目者，肝之外候"，肝开窍于目，而目之所以能视又与血相关。《素问·五脏生成》记载"肝受血而能视"，《灵枢·脉度》记载"肝气通于目，肝和则目能辨五色矣"，强调了肝气冲和条达，眼才能够辨色视物。《灵枢·大惑论》云"五脏六腑之精气皆上注于目而为之精"，《灵枢·五癃津液别》云："五脏六腑之津液，尽上渗于目"，《素问·五脏生成》云："诸脉者，皆属于目"，可见，近视发生于肝脏，与五脏六腑相关。

二、辨证分型

（一）脾气虚弱

脾胃为气血生化之源，脾主升清，通至目窍，脾主统血，循行目窍，脾气不足可致脾不统血，营血亏虚，脾失升阳，清阳不升，目失所养，致视近清而视远怯。

（二）心阳不足

《血论证》记载"心为火脏，烛照万物"，心阳足则目神光出，视物清楚；心阳不足，目中神不足，故视远物模糊。

（三）肝肾两虚

肝藏血，肾藏精，肝失藏血，肾失藏精，精血不足，目失所养，故发为怯视。

三、诊断要点

1. 病史　有用眼过度或遗传史。

2. 临床表现　视力减退，主要表现为远视力下降，远视模糊，易出现眼胀眼病、视物重影等自觉症状。

3. 辅助检查　可通过视光设备验光确定近视并确定度数。

四、鉴别诊断

散光　与近视的症状不同，近视主要表现为能看清近处的事物不能看清远处的事物，而散光是视近物、远物均不清楚且有重影。如果散光不及时纠正，可以发展成近视。近视可合并有散光。

五、证候病机推拿方

本病病位在目，治宜养肝明目，舒筋通络，以局部为主，结合辨证选穴。

（一）脾气虚弱

（1）治则：健脾益气，养血明目。
（2）选穴
1）君穴：推三关。
2）臣穴：补脾经。
3）配穴：揉板门，揉中脘，捏脊，揉足三里，揉睛明、攒竹、太阳、四白、迎香、眉中、丝竹空，分推坎宫，抹眼眶。

本证病性为气虚，推三关擅长补气为君穴。病位在脾，臣穴补脾经以健脾益气。脾胃为气血生化之源，揉板门、揉中脘、捏脊、揉足三里共助补脾经健脾益气，生血以养目；揉睛明、攒竹、太阳、四白、迎香、眉中、丝竹空，分推坎宫，抹眼眶简称"局部明目手法"。

（二）心阳不足

（1）治则：温阳散寒，养心安神。
（2）选穴
1）君穴：推三关，揉外劳宫。
2）臣穴：平肝经。
3）配穴：捣小天心，揉心俞，揉睛明、攒竹、太阳、四白、迎香、眉中、丝竹空，分推坎宫，抹眼眶。

本证病性属阳虚，推三关、揉外劳宫组合为君穴，以温养心神。病位在心，因小儿心肝常有余，结合"虚则补其母"的原则，肝为心之母，臣穴平肝经以养肝安心阳。配穴捣小天心、揉心俞清心安神；局部明目手法同前。

（三）肝肾两虚

（1）治则：补益肝肾，益气养血。
（2）选穴
1）君穴：推三关，揉二马。
2）臣穴：平肝经，补肾经。
3）配穴：补肺经，补脾经，清天河水，揉足三里，捏脊，揉肺俞、肝俞、肾俞。

本证病性属气阴两虚，推三关补气，揉二马滋阴生津，两者共为君穴。病位在肾，臣穴平肝经、补肾经滋养肝肾，亦有"滋水涵木"之意。揉肝俞、揉肾俞补本脏之虚；肺为肾之母，补肺经、揉肺俞补肺以生肾水；补脾经、揉足三里健脾升气血以养目；清天河水与推三关同用使补气不伤阴，清热不伤阳。

六、预防护理

（1）近视大多数由用眼不当、用眼过度引发，应从小培养良好的用眼卫生习惯。
（2）远离电子产品，儿童期看电子产品不应时间过长。

（3）认真做眼保健操。

（4）多食富含维生素的蔬菜，如胡萝卜，西兰花、紫菜等。

七、按　语

发生近视时，应当到视光机构做相应的视光辅助检查以鉴别近视的真假性。小儿推拿对假性近视近期效果明显，远期效果须坚持推拿调治，并做好日常的眼睛养护。

第二十四节　落　枕

落枕又称失枕，多由睡姿不良导致，以醒后颈项部疼痛，活动受限为主要表现，多发于青少年。

一、病因病机

睡眠姿势不良，枕头过高或过低，使颈部肌肉长期处于紧张状态，造成颈部筋脉受损；或颈部遭受风寒邪气，致使筋脉拘急，局部气血凝滞，经脉痹阻，造成颈肩部疼痛及功能障碍。

二、诊断要点

1. 病史　有长时间固定同一姿势或颈部受风史。

2. 临床表现　晨起颈项部突然疼痛不适，活动受限，头常向患侧歪斜，不能自由旋转，或颈项部肌肉痉挛，可触及条索状的硬物，且局部有压痛。

3. 辅助检查　X线检查未见异常。

三、鉴别诊断

肩关节周围炎　俗称漏肩风，多发于 50 岁以上的成年人，以肩部长期固定性疼痛，活动受限为主症。

四、证候病机推拿方

（一）理筋手法

用点、按、拿、揉、捏等手法作用于颈肩部，尤其是对肩胛提肌部位进行肌肉松解。

（二）点穴与头颈部运动

点按合谷、曲池、后溪、落枕、风池等穴位各 1 分钟，同时嘱患者配合头颈部主动或被动运动，最后拿肩井。

五、预防护理

（1）颈部注意防寒保暖。

（2）避免不良睡姿，选择适宜的枕头。

（3）不宜对着空调或风扇直吹。

六、按　　语

头部长时间保持某一固定姿势为本病发生的重要原因，家长应进行合理的引导，培养小儿良好的生活习惯。

第二十五节　小儿肌性斜颈

小儿肌性斜颈是以小儿头向患侧倾斜，颜面部、下颌转向健侧为特点的一种病证。

本病发生的位置为胸锁乳突肌。胸锁乳突肌位于颈两侧皮下，起自胸骨柄的前面和锁骨的胸骨端，斜向后上方，止于颞骨的乳突。胸锁乳突肌使头部维持正常的端正姿势以及使头部在水平方向上进行从一侧到另一侧运动。一旦此肌肉两侧的平衡状态被破坏，头部的姿势将受到影响。若一侧胸锁乳突肌力量太过或不及，其对侧则相对不足或太过，使头部向一侧倾斜。

一、病因病机

小儿肌性斜颈主要是由患侧胸锁乳突肌发生纤维性挛缩所致，常与下列因素有关。

（一）产伤

分娩时，一侧胸锁乳突肌受产道或产钳挤压出现出血、血肿及机化，使纤维变形、挛缩，从而造成斜颈。

（二）宫内位置不良

孕期孕妇坐多行少，胎儿在宫内头部长期向一侧偏斜；或脐带绕颈，对颈部血管长期加压，影响颈部肌肉血供；或分娩时头盆不正，阻碍一侧胸锁乳突肌的血液供应，造成缺血性挛缩。

（三）其他

宫腔内感染、动静脉栓塞等导致胸锁乳突肌坏死等。

二、诊断要点

1. 病史　有胎位不正、产伤或脐带绕颈史。

2. 临床表现　患儿头、颜面倾向一侧；部分小儿颜面部大小不等，一般患侧较健侧小；

部分小儿可在患侧胸锁乳突肌发现肿物。

3. 辅助检查　彩色多普勒检查可见双侧胸锁乳突肌不对称。

三、鉴 别 诊 断

1. 婴儿阵发性斜颈　婴儿期偶见，每次发作时间几分钟或数天不等，同时有躯体侧弯表现。本病预后好，原因不明。

2. 骨性斜颈　如先天性短颈综合征，除颈部短缩、倾斜外，伴有颈部活动受限。

3. 锁骨骨折　多有外伤史，锁骨局部压痛，颈部向患处倾斜，X 线片可见骨折线或骨痂形成。

4. 颈部软组织损伤　好发于年龄较大的小儿，表现为颈部淋巴结肿大、压痛，胸锁乳突肌未见异常。

5. 先天性颈椎畸形　颈部活动受限，X 线片可见颈椎椎体发育不全或椎体融合。

6. 姿势性斜颈　由于颈部姿势不正确使头部倾斜，伴有视力、眼肌活动异常，胸锁乳突肌未见异常。

四、证候病机推拿方

本病源于双侧胸锁乳突肌不对称，治以平衡双侧肌肉为法。

（一）舒筋理筋

推揉、拿捏、揉捏患侧胸锁乳突肌，以松解粘连。

（二）牵拉旋转法

医者一手扶住患侧肩部，另一手扶住患侧头部，使患儿头部逐渐向健侧侧屈，牵拉患侧胸锁乳突肌 5～10 次；助手固定患儿肩部，医者双手扶住患儿两侧下颌和面部，以颈椎为纵轴分别向患侧、健侧旋转，反复 5～10 次。

（三）颈背部按揉

自上而下按揉两侧肩胛提肌及脊柱。

五、预 防 护 理

（1）注意观察小儿的日常生活行为，做到早发现、早诊断、早治疗。

（2）年龄越小，推拿疗效越明显，推拿的辅助介质可选滑石粉、多磺酸黏多糖乳膏、白脉软膏等。

（3）家长可在患儿睡卧时，在其头面两侧各放置一个米袋，以纠正头部姿势；在喂奶或怀抱时，应采取与斜颈相反的方向。

（4）注意鉴别诊断，明确小儿推拿的适应证与禁忌证。

第二十六节　脑　　瘫

脑瘫指自受孕开始至婴儿期非进行性损伤和发育缺陷所导致的各种功能障碍的综合征。

脑瘫属中医学"五迟""五软""五硬"范畴。小儿五迟之病，多因父母气血虚弱，先天有亏，致小儿筋骨软弱，行步艰难，齿不速长，坐不能稳，皆肾气不足之故。

一、病 因 病 机

脑瘫系先天不足，后天失养，或病后缺乏调护，导致精血不足，脑髓失充，筋骨肌肉失养，致智力低下，反应迟钝，咀嚼无力，四肢无力，言语不清甚至不能言语，手软不能持握，足软不能站立。

二、辨 证 分 型

（一）肝肾不足

发育迟缓，立迟、行迟、语迟、齿迟，筋脉拘急，屈伸不利，易哭闹，舌红，脉弦细数。

（二）脾胃虚弱

发育迟缓，四肢痿软，面色苍白，神疲乏力，纳少，舌淡苔白，脉弱或缓。

三、诊 断 要 点

本病主要表现为躯体的异常姿势及运动的功能障碍，常伴有智力低下、癫痫、感知觉障碍、交流障碍、行为异常及其他异常等。

四、鉴 别 诊 断

脊髓性肌萎缩　属脊髓前角运动神经元变性疾病，根据发病年龄及严重程度分为不同类型，婴儿型在新生儿期或稍后发病，哭声弱，咳嗽无力，肢体活动减少，进行性四肢无力，近端重、远端轻，对称性分布，可见肌束细颤，病情进展快，往往因呼吸肌受累导致感染死亡。

五、证候病机推拿方

本病为功能障碍性疾病，肌肉、运动、智力等方面功能异常同时存在，治疗上以整体和局部相结合为法。

（一）整体操作

由轻到重，循按揉手足三阴三阳经；四肢关节被动运动。

（二）局部操作

1. 关节处　重点加强肘膝关节附近肌群的松解；点按肩髃、肩髎、曲池、合谷、养老、后溪、梁丘、血海、阴陵泉、委中、承山、足三里、三阴交、解溪、昆仑等穴。

2. 头面部　开天门，推坎宫，揉太阳，按揉百会、四神聪、四白、颧髎等穴，拔伸颈部。

3. 脊柱　自上而下按揉脊柱督脉、膀胱经，捏脊。

六、预防护理

（1）对有严重疾病或接触了致畸物质（如 X 线，有毒、有害物品等），妊娠后可能影响胎产妇生命及胎儿健康发育的，应在医师的指导下进行备孕、怀孕。

（2）若在妊娠期间发现胎儿有严重的遗传疾病或先天缺陷，孕妇有严重疾病，继续妊娠会影响胎儿正常发育的，均应慎重处理。

（3）妊娠期间应避免吸烟、酗酒等不良生活习惯。

（4）妊娠期间应注意营养均衡，荤素搭配得当。

（5）胎儿出生难免发生早产及难产，产妇应配合医护人员做好分娩及胎儿娩出后的各项处理。

七、按　　语

脑瘫一般由脑部病变引起，难以治愈，应做到早发现、早干预、早治疗。在进行中医传统治疗的同时，应积极配合现代康复治疗，如高压氧疗法、物理疗法、作业疗法等。

第五章 小儿推拿病案选辑

一、发 热

病案 1

彭某，男，2 岁 3 个月，2018 年 1 月 16 日初诊。

主诉：鼻塞、发热 1 天。

现病史：患儿家属代诉，患儿昨日晨起时出现鼻塞、流清涕，无恶寒发热，无咳嗽，予推拿治疗（具体不详）。中午时体温升至 39℃，家长予退热药物处理，体温有所下降，但夜间仍有反复。今来诊，症见：体温 38.5℃，鼻塞，无流涕，无咳嗽，无汗出、咽痛，纳少，大便干结，矢气味臭，小便黄。

查体：神清，精神不振，面色略红，颜面四肢肤温稍高，舌质暗红，苔薄白，指纹色紫，咽红，双肺查体无明显阳性体征。

诊断：发热（肺胃实热证）。

治法：宣肺疏风，通腑泻热。

处方：开天门 50 次，推坎宫 50 次，揉太阳 50 次，揉耳后高骨 50 次，清肺经 3 分钟，清天河水 3 分钟，退六腑 4 分钟，水底捞明月 5 分钟，顺运内八卦 50 次，清板门 2 分钟，清大肠经 1 分钟，清小肠经 1 分钟，掐四横纹 9 次。

1 月 17 日复诊：昨晚排大便 1 次，质硬，味臭。无发热，无咽痛，无鼻塞，无咳嗽。

处方：原方基础上去解表手法加揉足三里、太冲、涌泉，清天河水、退六腑、水底捞明月各 2 分钟，愈。

按语：本证病性属热，内热较盛，病位在肺胃，故以退六腑、水底捞明月为君穴，清肺经、清板门为臣穴。患儿高热、鼻塞，为卫气被遏、腠理闭塞之象；大便干结，矢气味臭，小便黄，源于肺胃积热化火。治法为宣肺疏风，通腑泻热。退六腑、水底捞明月清内热，配合清天河水解表热。外感四大手法解表、醒神开窍，顺运内八卦消积导滞，清大、小肠经清热，通利下焦，清板门和胃降逆、运达上下之气，掐四横纹退热除烦散瘀结。经治疗后体温降至正常，无反复，无鼻塞，去解表手法，继续清内外热，通利大小便以泻热，加足三里以健脾和胃、导滞通络，太冲疏肝理气，涌泉引火归原退虚热。

病案 2

谢某，男，11 个月，2018 年 6 月 11 日初诊。

主诉：发热 4 天。

现病史:患儿家长代诉,患儿于 4 天前无明显诱因下出现反复发热,最高体温达 39.4℃,家长予物理降温治疗后体温最低可降至正常,但仍有反复。今来诊,症见:体温 37.9℃,鼻塞,流清涕,咳嗽,痰多,色黄,大便 2~3 天一次,小便正常,纳寐可,自汗、盗汗。

查体:舌质淡红,苔白,指纹淡紫,咽红,双肺呼吸音粗,未闻及干湿啰音。

诊断:发热(表寒里热证)。

治法:清热解表,理气通便。

处方:开天门 50 次,推坎宫 50 次,揉太阳 50 次,揉耳后高骨 50 次,拿肩井 15 次,拿风池 15 次,按揉列缺 50 次,按揉合谷 50 次,黄蜂入洞 100 次,顺运内八卦 50 次,推三关 100 次,退六腑 400 次,清肺平肝 100 次,揉外劳宫 200 次,补脾经 300 次,清大肠经 400 次,下推七节骨 400 次,摩腹 5 分钟。

6 月 12 日二诊:无发热,上诉症状有所缓解。守原方。

6 月 13 日三诊:患儿家属代诉,无再次发热,上诉症状较前好转,清涕转为浓涕。原方推三关加至 4 分钟。

共经 6 次治疗,体温降至正常后无再次反复,无明显鼻塞流涕,咳嗽明显减轻,无咳痰,大便每 2 天 1 次,质软,小便清。盗汗减轻。精神转好,食欲好。建议避免受凉,清淡饮食,多饮水。

按语:本证病性以里热为主,表寒为次;病位表里兼顾。君穴退六腑清热解毒,凉血除烦以解里热;臣穴推三关、揉外劳宫温阳散寒以解表寒。外感四大手法、拿肩井、拿风池疏风解表;按揉列缺以疏风宣肺止咳;按揉合谷以清热,总治头面部各症;黄蜂入洞发汗解表,宣肺通窍;顺运内八卦宽胸理气,化痰;外邪首犯肺,而肺金又克肝木,故用清肺平肝以抑木;清大肠经、下推七节骨、摩腹以清利脏腑,荡涤肠腑,通利大便。

二、咳　　嗽

病案 3

刘某,男,7 岁,2018 年 2 月 7 日初诊。

主诉:咳嗽 2 周。

现病史:患儿家长代诉,患儿于 2 周前因受凉后出现咳嗽,为连声咳,无恶寒、发热,无鼻塞、流涕。曾在外院门诊予药物治疗(具体诊疗情况不详),症状有所改善,但仍咳。今来诊,症见:咳嗽,无痰,咳声轻频,无咽喉疼痛,无恶寒及发热,无鼻塞、流涕,汗多、纳可,寐一般,二便正常。

查体:神清,反应可,舌质淡红,苔薄白,肺部听诊未见异常。

诊断:咳嗽(气阴两虚)。

治法:益气生津,补脾益肾。

处方:补脾经 5 分钟,推三关 5 分钟,揉二马 6 分钟,清天河水 300 次,顺运内八卦 50 次,运内劳宫 50 次,清肺平肝 100 次,揉天突 50 次,揉膻中 50 次,揉乳旁 50 次,揉乳根 50 次。

2月8日二诊：咳嗽明显减轻，偶有咳嗽，无痰。

2月9日三诊：昨日推后至今未见咳嗽。愈。

按语： 本证病位在脾、肾，患儿咳嗽2周，时间长，咳声轻频，存在气虚，咳声连续，干燥，无痰，为阴虚。久咳无痰说明已伤津液，肾主水，主纳气，脾主运化，故考虑本病由脾肾两虚所致。肺为子，脾为母，故补脾经以培土生金，君穴推三关行气补气，揉二马滋阴补肾，顺气散结。补脾经健脾益气，气能生津液，故为臣穴。运内劳宫清肾经虚热，顺运内八卦，揉天突、膻中、乳根、乳旁以宽胸理气，化痰止咳。

病案4

文某，男，1岁2个月，2019年4月11日初诊。

主诉： 咳嗽半个月。

现病史： 家长代诉，患儿半月前受凉后出现反复咳嗽，曾至外院诊疗予药物及推拿治疗（具体不详），症状未见缓解，今来诊，症见：咳嗽，夜间为甚，口唇红，汗多，纳可，夜寐差，睡后易醒，小便黄，矢气不臭，大便每日3~4次，味臭。

查体： 面色红润，舌质淡红，苔薄白，指纹色紫，双肺呼吸音粗，未闻及干湿啰音。颈部背部及前额少许红疹。

诊断： 咳嗽（气阴两虚证）。

处方： 清天河水3分钟，推三关9分钟，补脾经5分钟，揉板门2分钟，清大肠经1分钟，清小肠经2分钟，顺运内八卦1分钟，清肺平肝1分钟，揉二马2分钟，揉天突、膻中、乳根、乳旁各1分钟，擦膻中、肺俞至透热。

4月12日二诊：昨晚咳嗽加剧，无痰，烦躁不安，夜不能寐，精神不振，颈部、背部及前额红疹较前增多，去推三关，清天河水加至9分钟。

4月13日三诊：昨晚至今无咳嗽加剧，纳佳，夜寐安，精神好，颈部背部及前额红疹消退。守4月12日方巩固疗效。愈。

按语： 患儿平素汗多、易生红疹，本为气阴两虚之证，予推三关、清天河水、揉二马以气阴双补。然推三关后补气足而清天河水清热生津之力不足，使气有余便是火而咳嗽加重，夜不能寐。二诊去推三关，加长清天河水的时间，意在清热生津，津液足而火自灭。

三、感　冒

病案5

周某，男，2岁5个月，2015年9月17日初诊。

主诉： 咳嗽1周。

现病史： 患儿家长代诉，患儿1周前因受凉后出现咳嗽，时有流清涕，汗多，活动后甚，盗汗，口不渴，不喜饮水，食欲不振，时有呕吐胃内容物，味稍带酸臭。夜寐安，大便味臭，每日1次，小便频数，量少，色黄。

查体： 舌质红，苔少，指纹色淡紫，显至风关。无腹胀，双肺查体无明显异常。

诊断： 感冒（风热证）。

治法：疏风清热，宣肺止咳，健脾和胃。

处方：清天河水 9 分钟，补脾经 5 分钟，清大肠经 4 分钟，开天门、推坎宫、揉太阳、揉耳后高骨各 50 次，清肺经 1 分钟，清板门 2 分钟，推天柱骨 2 分钟，分推肩胛，擦膻中、肺俞至透热。

经诊疗 5 次，无咳嗽，无流涕，无呕吐。

按语： 患儿有受凉史，外感四大手法疏风解表；病程 1 周，出现不喜饮水，大便味臭，小便黄赤，舌质红，指纹淡紫，为外邪入里化热表现。予清天河水清热解表，凉血，泻火除烦；补脾经健脾化痰；分推肩胛，擦膻中、肺俞至透热以化痰止咳；时有呕吐，呕吐物带酸臭味为热吐表现，予清板门、推天柱骨以清中焦积热，降逆止呕；清大肠经清利肠腑，泻热通便。

病案 6

张某，男，7 岁，2019 年 3 月 18 日初诊。

主诉：鼻塞，流涕 1 天。

现病史：患儿家长代诉，患儿于 1 天前因受凉后出现鼻塞，流清涕，量多，无恶寒、发热，无咳嗽、咳痰，纳、寐欠佳，二便如常。

查体：神清，精神反应可，舌质淡红，苔薄白，指纹红、浮，显至风关。

诊断：感冒（风寒证）。

治法：疏风解表，温阳散寒。

处方：推三关 4 分钟，补脾经 5 分钟，清肺经 2 分钟，揉板门 2 分钟，清大肠经 1 分钟，顺运内八卦 1 分钟，开天门、推坎宫、揉太阳、揉耳后高骨各 50 次，拿肩井、拿风池、掐四横纹各 9 次。

3 月 19 日二诊：无明显鼻塞，流涕较前减少，有咳嗽，无咳痰，纳仍欠佳，夜寐不安。加拍心包经至微红，擦膻中、肺俞至透热。

3 月 20 日三诊：流涕明显减少，纳尚欠佳，咽红，咳嗽同前。推三关减为 1 分钟，加推小横纹 1 分钟，清天河水 4 分钟。

3 月 21 日四诊：咳嗽减轻，再二诊后愈。

按语： 本证病性属寒，推三关温阳散寒，为君穴；病位在肺卫，清肺经宣肺疏风，为臣穴。患儿为外感风寒之邪，予外感四大手法、拿风池、拿肩井以疏风解表，宣通气血；脾常不足为小儿生理特征，感冒后影响运化，出现纳差等消化系统症状，故予补脾经以培土生金，揉板门以健脾和胃、消食化滞，通达上下之气，清大肠经以清利脏腑、除湿导滞，掐四横纹调中行气、和气血，除烦散结；顺运内八卦以宽胸理气。

四、厌食症

病案 7

李某，女，1 岁，2018 年 3 月 28 日初诊。

主诉：食欲不振 11 个月余。

现病史：患儿家长代诉，患儿生后不久即出现食欲不振，纳奶欠佳，未予系统治疗。现为混合喂养，以米饭为主食，辅以配方奶，食量少。大便 2～3 日 1 次，前干后稍稀，成形，色黄，味酸臭，矢气多，味酸臭，小便色正常，夜寐不安，无多汗。

查体：神清，反应可，面色稍黄，时有流清涕，腹胀。舌质淡红，苔少，指纹淡紫。

诊断：厌食（脾虚湿阻）。

治法：健脾和胃，消积助运。

处方：补脾经 5 分钟，清大肠经 200 次，顺运内八卦 50 次，推四横纹 200 次，运内劳宫 50 次，清板门 100 次，揉板门 200 次，清肺平肝 100 次，清天河水 300 次，退六腑 300 次，摩腹 5 分钟，按揉脾俞、胃俞、大肠俞各 300 次，按揉足三里 50 次，按揉足全息脾胃俞 100 次，捏脊 5 遍。

3 月 30 日二诊：家长代诉，患儿已无流涕，入睡哭闹。清肺平肝改为平肝经 300 次，加揉二马、分手阴阳各 100 次，分腹阴阳 300 次。

4 月 2 日三诊：食欲好转，大便每日 1 次，条状，味正常，守 3 月 30 日方。

按语：患儿生后不久即出现食欲不振，纳奶欠佳，面色稍黄，均为脾常不足表现，故以健脾和胃、消积助运治法为主，佐以养胃生津。君穴补脾经健脾和胃以固后天之本。运内八卦、按揉脾俞助补脾经加强健脾之能；摩腹（中脘为主）、清大肠经、按揉胃俞、大肠俞、足全息脾胃俞可和胃降浊，养胃生津；运内劳宫、清天河水、退六腑滋阴退热；分手阴阳、揉二马养阴清热；揉板门健脾和胃，消食导滞；推四横纹调中行气，和气血，消胀满；捏脊健脾和胃，且可强健体魄。

病案 8

马某，女，1 岁 4 个月，2018 年 10 月 16 日初诊。

主诉：食欲不振 2 个月。

现病史：患儿家长代诉，患儿 2 个月前出现解稀烂便，经治疗痊愈后出现食欲不振，纳少，见食即推开，易烦躁，夜寐可，大便味酸臭，每日 1 次，质软稍稀，矢气味臭，有口臭，无多汗。

查体：神清，精神反应可，舌质淡红，苔薄白，舌中部稍厚，指纹色紫，显至风关，无腹胀。

诊断：厌食症（脾虚肝旺）。

治法：疏肝健脾，清热通便。

处方：补脾经 5 分钟，清肝经 5 分钟，清板门 3 分钟，清大肠经 2 分钟，清胃经 50 次，推四横纹 2 分钟，退六腑 3 分钟，清天河水 3 分钟，水底捞明月 2 分钟，顺运内八卦 50 次，按揉足三里 50 次，揉脾俞、胃俞各 2 分钟，捏脊 5 遍。

10 月 18 日三诊：家长诉患儿食欲较前增加，可食半碗米饭，见食物无推开动作，大便味较前淡，质软。守原方，经五诊后患儿食欲明显恢复。

按语：本证属脾虚肝旺，加之小儿先天肝常有余，脾常虚，故以抑木扶土为法，补脾经为君穴健脾和胃，清肝经为臣穴泻肝火。配合揉脾俞、揉胃俞、按揉足三里以和胃运脾，健脾益气；顺运内八卦、推四横纹、捏脊调中和胃，理气，补益气血；清板门、清胃经清中焦湿热，和胃，泻胃火；清大肠经清利肠腑，除湿热，导积滞；退六腑、清天河水、水底捞明月清热泻火，凉血除烦。

五、呕　　吐

病案 9

林某，男，10 个月，2019 年 8 月 8 日初诊。

主诉：反复呕吐 9 个月余。

现病史：患儿家长代诉，患儿自生后即出现进食时易呛咳，纳少，进食后反复呕吐，多为进食一段时间后呕吐，呕吐物味道不大，为未消化之物，汗多，夜寐可，喜侧卧。大便先硬后烂，味不臭。曾自行予"益生菌"口服治疗，症状无明显改善。

查体：神清，反应尚可，面色稍白，四肢欠暖，舌质淡，苔白，指纹色淡红，显至风关。

诊断：呕吐（寒湿吐）。

治法：温中散寒，和胃降逆。

处方：揉外劳宫 5 分钟，补脾经 5 分钟，揉板门 300 次，清大肠经 300 次，逆运内八卦 50 次，推四横纹 200 次，掐四横纹 50 次，推天柱骨 300 次，摩腹 5 分钟，按揉脾俞、肾俞各 1 分钟，按揉足三里 50 次，捏脊 5 遍。

8 月 10 日三诊：无呕吐，大便每日 1 次，条状，面色红润。愈。

按语：本证病性属寒，病位在脾胃，揉外劳宫温阳散寒，为君穴；补脾经健脾益气散寒为臣穴。呕吐的基本病机为胃失和降，胃气上逆，取推天柱骨以和胃降逆，祛寒止吐。揉板门、清大肠经、逆运内八卦、掐四横纹调顺三焦，正五脏之气；按揉脾俞、肾俞醒脾和胃，祛水湿；摩腹、按揉足三里健脾和胃，调中理气；捏脊补脾益气。

六、腹　　泻

病案 10

陈某，男，4 个月，2015 年 9 月 17 日初诊。

主诉：解稀烂便 20 天。

现病史：患儿家长代诉，患儿 20 天前无明显诱因下出现解稀烂便，每日 7～8 次，水多于渣，色黄，味酸臭。曾予输液及口服药物治疗（具体诊治情况不详），症状无改善，纳少，夜寐不安，小便正常，无呕吐，无恶寒发热。

查体：神清，精神倦怠，面色萎黄，舌质淡红，苔薄白，指纹色紫黑滞，腹胀，肛周不红。

诊断：腹泻——脾虚郁热（本热中虚）。

治法：健脾止泻，清热利湿。

处方：清补脾经 5 分钟，板门推向横纹 3 分钟，清补大肠经 2 分钟，清肝经 1 分钟，清小肠经 1 分钟，推箕门 1 分钟，顺运内八卦 50 次，揉脐 1 分钟，摩腹 5 分钟。

9 月 18 日二诊：经昨日治疗后至今早复诊，共解稀烂便 1 次，质较前稠，加捏脊，余方同前。四诊后愈。

按语： 本证病位在脾，病性为虚热。患儿大便次数增多，质稀烂，病程较长，面色萎黄，舌淡苔薄，为脾虚泻表现，指纹色紫黑滞，主热证，属热邪深伏，血络郁闭，故治法以健脾止泻、清热利湿为主，予君穴清补脾经以健脾利湿。清补大肠经以清热利湿，即健脾益气，固肠实便；清小肠经、推箕门利小便，实大便；揉脐、摩腹、捏脊温中祛湿；顺运内八卦行滞消食减轻腹胀；板门推向横纹健脾止泻。

病案 11

唐某，男，2 岁 6 个月，2017 年 8 月 4 日初诊。

主诉：解稀烂便 2 天。

现病史：患儿家长代诉，患儿 1 天前外出就餐后出现解稀烂便，色黄，味臭，每日解 3～4 次，夹杂有未消化食物残渣，泻前哭闹，偶可闻及肠鸣，小便黄，不思饮食，夜寐尚可，无明显汗出。曾予"保济丸"等药物口服，症状未见明显改善。

查体：神清，反应可，舌质淡红，镜面舌，苔少，指纹色紫滞，无腹胀。

诊断：腹泻（伤食）。

治法：消食导滞，健脾和中。

处方：清补大肠经 100 次，清板门 300 次，清胃经 50 次，补脾经 300 次，推四横纹 200 次，顺运内八卦 50 次，运内劳宫 50 次，清小肠经 200 次，推箕门 200 次，揉二马 200 次，摩腹 5 分钟，按揉脾俞、胃俞、大肠俞各 300 次，按揉足三里 50 次，按揉太冲、涌泉各 50 次。

8 月 5 日二诊：昨日推拿后解大便 1 次，条状，味不臭，纳佳，寐安。守原方巩固疗效。

按语： 患儿大便次数增多，质稀烂，有外出就餐史，大便中夹有未消化食物残渣，泻前哭闹，偶闻及肠鸣，纳少，为伤食泻表现，指纹紫主热，滞主实。故治法以消食导滞、健脾和中为主。补脾经、清板门、顺运内八卦健脾和胃，行滞消食，降胃逆，运达上下之气；清胃经、清补大肠经清胃热，消食导滞；推四横纹调中行气；摩腹消宿食；清小肠经、推箕门利小便，实大便；揉二马滋阴补肾，复苏胃气；按揉足三里健脾和胃，调中理气；按揉脾俞、胃俞健脾胃，助运化，祛水湿；按揉大肠俞疏调肠腑，理气化滞；按揉太冲、涌泉滋阴退热，引火下行。

七、便　　秘

病案 12

吴某，女，1 岁 10 个月，2019 年 7 月 16 日初诊。

主诉：大便未解 6 天，发热 1 天。

现病史：患儿家长代诉，患儿 6 天前出现排便困难，每日排便 1 次，大便硬结难排，量少，味臭，小便黄，纳差，有口臭，手脚心热，家长予"益生菌"及食疗处理，大便无改善。1 天前出现发热，体温最高 39.5℃，予退热药口服后可降至正常，但仍反复。

查体：体温 38℃，神清，精神稍欠佳，反应可，面红身热，咽部充血，无脓点，左下腹可扪及条索状硬块，无明显压痛，腹稍胀，舌质红，苔黄厚，指纹色紫，显至风关。

诊断：①便秘（阳明腑实证）；②发热。

治法：清热，润肠通便。

处方：清天河水 9 分钟，退六腑 9 分钟，清大肠经 2 分钟，清板门 2 分钟，清补脾经 1 分钟，顺运内八卦 1 分钟，推四横纹 1 分钟，下推七节骨 2 分钟，按揉脾俞、胃俞、太冲、涌泉各 1 分钟，掐少商、商阳各 9 次。

7 月 17 日二诊：昨晚大便 1 次，量多，条状，质软，无发热。

按语：本证病性属实热，病位在胃。根据热者寒之、留者攻之的治则，治法以清热、润肠通便为主。君穴清天河水、退六腑荡涤肠腑之热，臣穴清大肠经助君穴泻热通便。下推七节骨助君穴荡涤肠腑邪热；清板门、清补脾经健脾和胃，清胃热，行滞消食；顺运内八卦、按揉太冲疏肝理气，顺气行气；掐少商、商阳清热利咽；按揉脾俞、胃俞健运脾胃；按揉涌泉滋阴退热，引火下行。

八、汗　证

病案 13

优某，男，5 岁，2019 年 8 月 5 日初诊。

主诉：汗多 6 个月余。

现病史：患儿家长代诉，6 个月前发现患儿睡时出汗多，安静时亦易出汗，活动时甚，汗出时皮肤凉，注意力不集中，夜寐不安，纳可，大便约两天排 1 次，质软，味臭，小便清长。

查体：神清，神情倦怠，反应可，手足心热，舌质淡红，苔少，咽不红。

诊断：汗证（气阴两虚）。

治法：益气养阴，固表止汗。

处方：补脾经 5 分钟，推三关 10 分钟，补肾经 300 次，揉肾顶 5 分钟，补肺经 300 次，揉二马 300 次，清天河水 8 分钟，天门入虎口 100 次，顺运内八卦 50 次，清板门 300 次，清大肠经 200 次，分手阴阳 300 次，掐五指节 24 次，捣小天心 300 次，按揉脾俞、肾俞各 1 分钟，捏脊。灸脾俞、肾俞、膀胱俞。

8 月 6 日二诊：矢气味臭，大便臭，去推三关，余方同前。

8 月 9 日五诊：出汗明显减少，精神状态较前好转，夜寐安，手足心热减轻。守前方。

按语：气属阳，血属阴，患儿病程日久，耗伤阴气致气阴两虚，气虚无法敛阴，阴亏则虚火内盛，腠理开阖失调而发为汗。故治法以益气养阴为主，辅以固表止汗。推三关补气敛汗为君穴，病位在脾、肾，补脾经、补肾经共为臣穴，健脾益肾，益气生津；按揉脾俞、肾俞，灸脾俞、肾俞、膀胱俞行气补气，温补肾气，固涩下元；揉肾顶收敛元气，固表止汗；补肺经补益肺气；揉二马、清天河水滋阴补肾，以水济火；清板门、清大肠经清利中焦，荡涤肠腑；分手阴阳平衡阴阳，调和气血；掐五指节、捣小天心清热，安神镇惊；捏脊调阴阳，理气血，和脏腑。

九、夜　啼

病案 14

麦某，男，3 个月，2019 年 1 月 16 日初诊。

主诉：夜间哭闹 2 天。

现病史：患儿家长代诉，患儿 2 天来，每晚约 23 点 30 分哭闹一直至次日 1 点，哭闹时眼睛四处转动，声音洪亮，哭时拒绝吸乳，白天精神可，大便每日 3～4 次，稀烂，色淡黄，味不甚臭，腹胀，拒按，口唇不红，时有泡沫，舌质淡红，苔白，指纹色淡。

诊断：夜啼（肝脾不和）。

治法：健脾疏肝，镇惊安神。

处方：分手阴阳 100 次，清肝经 200 次，捣小天心 200 次，补脾经 200 次，顺运内八卦 50 次，揉外劳宫 300 次，揉肝俞、心俞各 100 次，（11 点前）揉足临泣 15 分钟。

1 月 17 日二诊：昨晚 11 点 30 分哭闹 10 分钟，喝奶后停止，并安静入睡。效不更方。

1 月 18 日三诊：经前两次治疗，昨晚无哭闹，安静入睡。愈。

按语：本证病位在肝、脾。寒气入腹，惊扰胆气，上逆冲肝，为肝横犯脾之肝脾不和证。小儿肝常有余，脾常不足，木旺克脾土，加之受惊吓后，肝木更旺，横逆犯脾土，予清肝经、揉肝俞、补脾经以抑木扶土；实则泻其子，心为肝之子，予捣小天心以清心安神；小儿腹部拒按，腹胀，内有余气，结合口唇、大便情况，为寒气入腹，予揉外劳宫以温阳散寒、顺运内八卦以理气；分手阴阳整体调和阴阳；晚上 11 点至次日 1 点为足少阳胆经循行时间，予该经循行前按揉其五输穴中的输穴（足临泣）有疏调胆气之功，预防其循行时间相关症状的出现。

病案 15

朱某，女，20 天，2018 年 11 月 27 日初诊。

主诉：哭闹不安 2 天。

现病史：家长诉患儿 2 天前出现哭闹不安，曾外院诊疗，拟诊为"肠绞痛"，予"开塞露"塞肛，症状未见缓解。今来诊，症见：自清晨 3～9 点哭闹不安，混合喂养，每 2 小时 1 次，哺乳量每次 60ml，大便每日 8～9 次，色黄，质稀，味不臭，矢气少，小便不黄，无恶寒发热，无鼻塞流涕。

查体：面色红润，舌质淡红，苔薄白，指纹色紫，腹胀。足月顺产，出生以来大便每日 6～7 次。

诊断：夜啼（脾肾两虚）。

治法：平衡阴阳，健脾温肾。

处方：揉外劳宫 3 分钟，推三关 2 分钟，补脾经 2 分钟，补肾经 2 分钟，分手阴阳 1 分钟，揉小天心 2 分钟，揉板门 2 分钟，补大肠经 1 分钟，揉一窝风 1 分钟，拿肚角 5 次。

11 月 28 日二诊：今早 4～9 点清醒，无哭闹，9 点后入睡，奶量每次增加至 80ml，大便 5 次，质较前稠。守原方。

11 月 29 日三诊：今早 4～6 点安静入睡，7～8 点清醒，9 点后入睡，食量每次 90ml，大便每日 4 次，质稠。守原方。愈。

按语： 本证病性属虚寒，病位在脾、肾，根据寒者热之的原则，推三关、揉外劳宫温阳散寒，共为君穴；小儿虽为纯阳之体，然为至阴至阳，先天脾肾不足，饮食不调或乳母过食寒凉，最易伤及小儿脾胃，予补脾经、补肾经补后天以充养先天之本，故以补脾经、补肾经为臣穴。

中医学认为，阳不入阴则不寐，胃不和则卧不安。疾病之起，起于阴阳失调，予分手阴阳平衡阴阳；揉一窝风、拿肚角理气止痛，予补大肠经以涩肠固脱而安腹和胃，因大肠为胃之延续；揉板门健脾兼顾运达上下之气；揉小天心安神，并与补肾经水火既济。

十、腹　　痛

病案 16

方某，男，5 岁，2019 年 5 月 19 日初诊。

主诉：下腹部疼痛 1 周。

现病史：家长诉患儿 1 周前因"支气管炎"住院治愈而出院，出院后出现下腹部疼痛，夜间约 2 点诉双膝关节附近疼痛，家人帮其按揉膝盖后疼痛缓解。今来诊，症见：下腹部疼痛，夜间双膝关节附近疼痛，腹胀，大便每日 1 次，色黄，质软，味不臭，条状，矢气少，小便不黄，无恶寒发热，无鼻塞流涕，无咳嗽。

查体：舌质淡红，苔薄白，指纹色淡。

诊断：腹痛（肝经瘀阻）。

治法：疏肝通络，缓急止痛。

处方：循经按揉足厥阴肝经 8 遍，清肝经 3 分钟，按弦走搓摩 2 分钟，补脾经 3 分钟，揉一窝风 1 分钟，拿肚角 8 次，运内八卦 1 分钟，揉板门 2 分钟，揉肝俞、脾俞、太冲各 1 分钟。

5 月 20 日二诊：昨日推拿后至今无腹痛、无膝关节周围疼痛。守前方巩固疗效。愈。

按语： 本证病位在足厥阴肝经。患儿下腹痛发于支气管炎之后，金之病去而木气尚未恢复。《灵枢·经脉》记载："肝足厥阴之脉，起于大趾丛毛之际……上踝八寸，交出太阴之后，上腘内廉，循股阴，入毛中，过阴器，抵小腹，挟胃，属肝，络胆，上贯膈，布胁肋。"足厥阴肝经上行腘内廉，环阴器，抵小腹而行，恰与患儿下腹痛、膝关节附近疼痛相符，且夜间 1～3 点为足厥阴肝经循行时间，故判断为肝经瘀阻，予疏肝通络、缓急止痛为法。肝木旺克制脾土，清肝经、补脾经，揉肝俞、太冲、脾俞抑木扶土。运内八卦、按弦走搓摩宽胸理气、疏调肝气。揉一窝风、拿肚角为止腹痛的特效穴。揉板门健脾，并可运达上下之气。

十一、湿　疹

病案 17

刘某，女，3 个月，2018 年 6 月 20 日初诊。

主诉：全身红疹 3 个月。

现病史：患儿母亲诉孕期食用较多海参、鲍鱼、榴梿之品，患儿自出生后全身发红疹，曾外院就诊，予药膏外涂、中药外洗（具体不详），红疹消退后反复出现。今来诊，症见：全身红疹，颜面、上肢部尤甚，混合喂养，奶量每次约 150ml，大便色黄味臭，矢气多，味臭，汗多，夜寐不安，小便黄，无恶寒发热，无鼻塞流涕，无咳嗽。

查体：面红，疹色暗红，表面干燥，可见抓痕，舌质红，苔黄腻，指纹色紫。

诊断：湿疹（血分证）。

治法：清热凉血，理气通便。

处方：退六腑 4 分钟，清板门 2 分钟，清大肠经 3 分钟，清脾胃、平肝清肺、按弦走搓摩、运内八卦、揉太冲、揉涌泉各 1 分钟。

6 月 21 日二诊：疹色变淡红，大便 2 次，色黄，味臭稍减，夜寐安，汗减少。守原方。

6 月 22 日三诊：红疹消退，表面遗留白色皮屑，大便 1 次，糊状，味不臭。守原方巩固疗效。愈。

按语：本病因乳母孕期过食肥甘厚腻之品，湿热内生，入血生风而疹色暗红瘙痒。治风先治血，血行风自灭，予退六腑以清血分之热；血热生风而动肝，肺主皮毛而克肝，予平肝清肺、揉太冲；清脾胃、清板门、清大肠经疏通中、下焦，并予按弦走搓摩、运内八卦以疏肝理气，共同助大便下行，使湿热随大便出；揉涌泉以引火下行。

附　　录

附录1　小儿推拿保健法

小儿保健推拿具有调节脏腑功能、疏经通络、调和阴阳等功效，有助于小儿体质的调理和疾病的预防。不同年龄、体质的小儿推拿手法次数各不相同，故不予统一规定。

一、健脾和胃法

1. 处方　补脾经，揉板门，摩腹，按揉足三里，捏脊。

2. 注意事项　一般在上午进行，每周推拿2～3次，10次为1个疗程，连续2个疗程；用于脾胃虚弱的小儿。

二、保　肺　法

1. 处方　清补肺经，清肝经，清大肠经，补脾经，擦膻中，揉肺俞。

2. 注意事项　一般在上午进行，每日1次，9次为1个疗程，连续3个疗程；用于易感体质的小儿。

三、安　神　法

1. 处方　分手阴阳，补脾经，补肾经，捣小天心，按揉心俞，揉肝俞，抚背。

2. 注意事项　可在睡前或下午进行治疗，每日1次，8次为1个疗程，连续3个疗程，用于夜寐欠安的小儿。

四、益　智　法

1. 处方　补肾经，补脾经，清肝经，开天门，揉二马，揉百会，点按四神聪，揉肝俞，揉肾俞，捏脊。

2. 注意事项　一般在上午进行，每周推拿2～3次，10次为1个疗程，连续3个疗程；用于小儿的智力开发。

五、消　积　法

1. 处方　补脾经，清板门，清大肠经，顺运内八卦，掐四横纹，摩腹，按揉脾俞、胃俞。

2. 注意事项　每周推拿2～3次，10次为1个疗程。注意均衡膳食，纠正不良饮食习惯。

六、助　增　长　法

1. 处方　补肾经，补脾经，清肝经，揉二马，按揉百会，按揉身柱，自上而下按揉脊柱，捏脊。

2. 注意事项　一般在春季上午进行，每周推拿2～3次，10次为1个疗程，每月1个疗程，连续3

个月，并注意结合运动。

七、眼 保 健 法

1. 处方 按揉睛明、攒竹、鱼腰、丝竹空、太阳、四白、上明、翳明、光明，轮刮眼眶，擦鼻翼，捏揉耳垂，拿颈后部、风池、肩井。

2. 注意事项 一般在课间或作业完成后进行。操作时注意节奏，操作结束后遥望远处绿色植物，养成良好的用眼习惯；本法适用于6~15岁的少年儿童。

附录2 小儿特定穴、常用中药方

附表1 十二时辰与十二经脉五输穴之输穴的具体对应简表

十二经络名称	时辰	时间	输穴
手太阴肺经	寅时	3-5	太渊
手阳明大肠经	卯时	5-7	三间
足阳明胃经	辰时	7-9	陷谷
足太阴脾经	巳时	9-11	太白
手少阴心经	午时	11-13	神门
手太阳小肠经	未时	13-15	后溪
足太阳膀胱经	申时	15-17	束骨
足少阴肾经	酉时	17-19	太溪
手厥阴心包经	戌时	19-21	大陵
手少阳三焦经	亥时	21-23	中渚
足少阳胆经	子时	23-1	足临泣
足厥阴肝经	丑时	1-3	太冲

附表2 小儿常用经方

经方名	功效	组成	临床运用
小青龙汤	解表散寒，温肺化饮	麻黄三两，芍药三两，五味子半升，干姜三两，炙甘草三两，细辛三两，桂枝三两，半夏半升（《金匮要略》）	表寒里饮证：恶寒发热，头身疼痛，无汗，喘咳，痰涎清稀量多，胸痞，干呕，不得平卧，身体疼重，头面四肢浮肿，舌苔白滑，脉浮 常用于治疗小儿变异性咳嗽、支气管哮喘、急性支气管炎、肺炎、慢性阻塞性肺气肿、百日咳、过敏性鼻炎等
小柴胡汤	和解少阳	柴胡半斤，黄芩三两，人参三两，炙甘草三两，半夏半升，生姜三两，切，大枣十二枚（《伤寒论》）	半表半里证：寒热往来，胸胁苦满，心烦喜呕，默默不欲饮食等 常用于治疗感冒发热、支气管炎、哮喘、鼻炎、荨麻疹、湿疹等

续表

经方名	功效	组成	临床运用
桂枝汤	解肌发表，调和营卫	桂枝三两，芍药三两，甘草二两，生姜三两，大枣十二枚（《伤寒论》）	中风表虚证：发热头痛，汗出恶风，苔白不渴，脉浮缓或浮弱
			常用于治疗感冒、流行性感冒、病后低热、荨麻疹、多形性红斑、冻疮等
柴胡桂枝汤	和解少阳，调和营卫	桂枝、黄芩、芍药、人参、生姜各一两半，炙甘草一两，半夏二合半，大枣六枚，柴胡四两（《伤寒论》）	外感伤寒，半表半里证：外感风寒，发热自汗，微恶寒，或寒热往来，鼻鸣干呕，头痛项强，胸胁痛满，脉弦或浮大
			常用于治疗小儿发热、咳嗽、感冒、流行性感冒、支气管哮喘、慢性鼻窦炎、荨麻疹、小儿厌食、急性肾盂肾炎等
桂枝麻黄各半汤	辛温轻散，发汗解表	桂枝一两十六铢，芍药、生姜、炙甘草、麻黄各一两，大枣四枚，杏仁二十四枚（《伤寒论》）	表郁轻证：表郁日久不解，恶寒发热，无汗，身痒，脉浮
			常用于治疗感冒、流行性感冒、其他发热性疾病、荨麻疹、皮肤瘙痒、产后发热、外感风寒等
桂枝二越婢一汤	微发其汗，兼清里热	桂枝、芍药、麻黄、炙甘草各十八铢，生姜一两二铢，大枣四枚，石膏二十四铢（《伤寒论》）	微邪不解，阳郁化热证：发热恶寒，热多寒少，脉略数，舌偏红，苔微黄，或见口干、微烦、无汗、咳嗽等
			常用于治疗感冒、流行性感冒、肌肉及关节疼痛、神经性疼痛等
苓甘五味姜辛汤	温肺化饮	茯苓四两，甘草三两，五味子半升，干姜三两，细辛三两（《金匮要略》）	寒饮内停证：咳嗽，痰多色白质稀，或喜唾涎沫，胸满不舒，舌苔白滑，脉弦滑
			常用于治疗慢性支气管炎、肺气肿、哮喘等
麻黄汤	发汗解表，宣肺平喘	麻黄三两，桂枝二两，甘草一两，杏仁七十个（《伤寒论》）	风寒表实证：恶寒发热，头痛身疼，无汗，气喘，关节疼痛，舌苔薄白，脉浮紧
			常用于治疗感冒、流行性感冒、急性支气管炎、支气管哮喘等
麻黄细辛附子汤	疏风解表，温阳散寒	麻黄二两，细辛二两，附子一枚（《景岳全书》）	阳虚感寒证：恶寒重，发热，神疲乏力，欲寐，脉沉微，咽喉疼痛，恶寒发热，舌淡苔白，脉沉无力
			常用于治疗感冒、支气管炎、皮肤瘙痒、过敏性鼻炎、喉痹等
麻杏石甘汤	辛凉宣泄，清肺平喘	麻黄四两，杏仁五十个，炙甘草二两，石膏半斤（《伤寒论》）	外感风热，或风寒郁而化热，热盛壅肺证：高热，咳嗽，鼻煽，气急，口渴，烦躁，舌红苔白或黄，脉滑数
			常用于治疗慢性支气管炎、肺炎、麻疹等
射干麻黄汤	宣肺祛痰，下气止咳	射干三两，麻黄四两，生姜四两，细辛、紫菀、款冬花各三两，五味子半升，大枣七枚，半夏大者半升（《金匮要略》）	痰饮郁结，气逆喘咳证：咳嗽，气喘，喉中有水鸣声，胸膈满闷，口吐痰涎，苔白或腻，脉弦紧或沉紧
			常用于治疗哮喘、支气管炎、肺炎、过敏性鼻炎、皮肤瘙痒症等
大青龙汤	发汗解表，清热除烦	麻黄六两，桂枝二两，炙甘草二两，杏仁四十枚，生姜三两，大枣十枚，石膏如鸡子大（《伤寒论》）	表寒里热证：恶寒发热，头身疼痛，喘咳，口渴，无汗烦躁，脉浮
			常用于治疗小儿肺炎、急慢性支气管炎、小儿支气管哮喘、接触性皮炎、鼻窦炎、中耳炎、荨麻疹、玫瑰糠疹等

续表

经方名	功效	组成	临床运用
定喘汤	宣肺平喘,清热化痰	白果二十一枚、麻黄、半夏、杏仁、苏子、桑皮、款冬花各二钱,炒黄芩一钱半,甘草一钱(《金匮翼》)	风寒束表,痰热内蕴证:喘咳,痰多色黄质稠,气急,微恶风寒,舌苔黄腻,脉滑数 常用于治疗小儿支气管哮喘、慢性支气管炎等
二陈汤	燥湿化痰,理气和中	姜半夏、橘红各五两,白茯苓三两,炙甘草一两半(《金匮翼》)	湿痰证:咳嗽痰多色白,恶心呕吐,肢体困重,胸膈痞闷,头眩心悸,舌苔白滑或腻,脉滑 常用于治疗支气管炎、慢性胃炎、呕吐等
三子养亲汤	降气利膈,化痰消食	紫苏子、白芥子、莱菔子各三钱(《医方考》)	痰壅气逆食滞证:咳嗽喘逆,痰多胸痞,食少,腹胀,舌苔白腻,脉滑 常用于治疗顽固性咳嗽、支气管哮喘、慢性支气管炎等
杏苏散	轻宣凉燥,理肺化痰	苏叶、半夏、茯苓、前胡、杏仁、苦桔梗、枳壳、甘草、橘皮、生姜、大枣(《温病条辨》)	外感凉燥,痰湿内阻证:恶寒无汗,鼻塞,咽干,头痛,咳嗽痰稀,苔白,脉弦 常用于治疗上呼吸道感染、慢性支气管炎、肺气肿等
桑杏汤	轻宣温燥,凉润止咳	桑叶一钱,杏仁一钱五分,沙参二钱,象贝一钱,香豉一钱,栀皮一钱,梨皮一钱(《温病条辨》)	燥邪犯肺证:头痛,身不甚热,干咳,咽干口渴鼻燥,舌红,苔薄黄而干,脉浮数 常用于治疗上呼吸道感染、急慢性支气管炎、百日咳等
清燥救肺汤	清燥润肺,养阴益气	石膏二钱五分,甘草一钱,霜桑叶三钱,人参七分,杏仁七分,炒胡麻仁一钱,阿胶八分,麦冬二钱,炙枇杷叶六分(《温病条辨》)	温燥伤肺,气阴两伤证:身热头痛,气逆而喘,干咳,咽喉干燥,鼻燥,心烦口渴,舌干少苔,脉虚大而数 本方为温燥伤肺重证的常用方,常用于小儿肺炎、慢性支管炎、支气管哮喘、支气管扩张等
养阴清肺汤	养阴清肺,解毒利咽	大生地二钱,麦冬一钱二分,生甘草五分,元参一钱半,贝母八分,丹皮八分,薄荷五分,炒白芍八分(《重楼玉钥》)	阴虚燥热证:喉间起白如腐,不易拭去,咽喉肿痛,发热或不发热,鼻干唇燥,咳或不咳,呼吸有声,脉数无力或细数 常用于治疗急性扁桃体炎、急性咽喉炎等
银翘散	辛凉透表,清热解毒	连翘、银花各一两,苦桔梗六钱,薄荷六钱,竹叶四钱,生甘草五钱,芥穗四钱,淡豆豉五钱,牛蒡子六钱(《温病条辨》)	风热表证:发热头痛,恶寒轻,咳嗽,口干,咽痛,小便短赤,脉浮数 常用于流行性感冒、流行性腮腺炎、扁桃体炎、急性上呼吸道感染、咽炎、咽峡疱疹、肺炎、小儿湿疹等
桑菊饮	疏风清热,宣肺止咳	杏仁二钱,连翘一钱五分,薄荷八分,桑叶二钱五分,菊花一钱,苦梗二钱,甘草八分,苇根二钱(《温病条辨》)	风热犯肺或肝经风热证:咳嗽,身热不甚,口微渴,苔薄黄,脉浮数 常用于治疗感冒、上呼吸道感染、肺炎、急性支气管炎、急性结膜炎、角膜炎等
白虎汤	清热生津	知母六两,石膏一斤,炙甘草二两,粳米六合(《伤寒论》)	气分热盛证:壮热面赤,烦渴引饮,口舌干燥,大汗出,脉洪大有力 常用于治疗大叶性肺炎、流行性乙型脑炎、流行性脑脊髓膜炎等

续表

经方名	功效	组成	临床运用
犀角地黄汤	清热解毒,凉血散瘀	干地黄一两、生白芍三钱、丹皮三钱、犀角三钱《温病条辨》	热入血分证:①热扰心神,身热谵语,舌绛起刺,脉细数。②热伤血络,斑色紫黑、吐血、衄血、便血、尿血等,舌绛红,脉数。③蓄血瘀热,喜妄如狂,漱水不欲咽,大便色黑易解等 常用于治疗过敏性紫癜、急性白血病、败血症等
黄连解毒汤	泻火解毒	黄连、黄柏、黄芩、栀子各等分(《景岳全书》)	三焦火毒证:大热烦躁,口燥咽干,谵语不眠;吐血、衄血;热甚发斑,身热下利,湿热黄疸,小便黄赤,舌红苔黄,脉数有力 常用于治疗败血症、脓毒血症、痢疾、肺炎、泌尿系感染等
小建中汤	解痉止痛,温中补虚,和里缓急	桂枝三两、炙甘草二两、大枣十二枚、芍药六两、生姜三两、胶饴一升《伤寒论》	中焦虚寒,肝脾不和证:腹中拘急疼痛,喜温喜按,神疲乏力,少气懒言;心悸,虚烦不宁,面色无华;四肢酸楚,手足烦热,咽干口燥。舌淡苔白,脉细弦 常用于小儿腹痛、消化性溃疡、头痛、便秘、小儿巨结肠病
牡蛎散	固敛止汗,益气固表	黄芪、麻黄根、煅牡蛎各一两《太平惠民和剂局方》	自汗,盗汗证:心悸惊惕,短气烦倦,夜卧尤甚,舌质淡红,脉细弱 常用于小儿体虚、自主神经功能紊乱所致的自汗、盗汗证
三仁汤	宣畅气机,清利湿热	杏仁五钱、飞滑石六钱、白通草二钱、白蔻仁二钱、竹叶二钱、厚朴二钱、生薏苡仁六钱、半夏五钱(《温病条辨》)	湿重于热证:头痛恶寒,身重疼痛,胸闷不饥,肢体倦怠,午后身热,面色淡黄,苔白不渴,脉弦细而濡 常用于治疗胃肠炎、肾盂肾炎、肾小球肾炎等
五苓散	利水渗湿,温阳化气	猪苓十八铢、泽泻一两六铢、茯苓十八铢、桂枝半两、白术十八铢(《伤寒论》)	膀胱气化不利之蓄水证:小便不利,烦渴欲饮,甚则水入即吐,或脐下悸动,吐涎沫,头晕,短气而咳,水肿腹胀,呕逆泄泻,舌苔白,脉浮或浮数 常用于小儿急慢性肾炎水肿,心源性水肿,急性肠炎,尿潴留等
实脾散	温阳健脾,行气利水	姜厚朴、白术、木瓜、木香、草果仁、大腹子、炮附子、白茯苓、炮干姜各一两,炙甘草半两(《严氏济生方》)	脾肾阳虚,水气内停之阴水:身半以下肿甚,手足不温,口中不渴,胸腹胀满,大便溏薄,舌苔白腻,脉沉弦而迟 常用于治疗慢性肾小球肾炎、心源性水肿、肝硬化腹水等

附表3　小儿常见病中成药

病名	证型	中成药
感冒	风寒犯肺	外感风寒颗粒、葛根汤颗粒、正柴胡饮颗粒
	风热犯肺	风热感冒颗粒、银翘解毒颗粒、小儿解表颗粒
	暑邪犯肺	藿香正气液
	时行感冒	连花清瘟胶囊

续表

病名	证型	中成药
感冒	风寒夹湿	九味羌活颗粒
	风热夹滞	健儿清解液、小儿豉翘清热颗粒
	感冒夹惊	小儿金丹片
	食积感冒	小儿消积止咳口服液、午时茶颗粒
咳嗽	风寒咳嗽	杏苏止咳冲剂、风寒咳嗽颗粒
	风热咳嗽	银柴颗粒、桑菊感冒颗粒
	痰热咳嗽	金振口服液、小儿清肺化痰口服液
	痰湿咳嗽	橘红痰咳液、小儿肺咳颗粒
	阴虚咳嗽	百合固金颗粒、养阴清肺口服液
肺炎喘嗽	风热闭肺	小儿肺热咳喘口服液
	痰热闭肺	金振口服液、小儿咳喘颗粒
哮喘	寒性哮喘	小青龙口服液
	热性哮喘	哮喘颗粒
	肺脾气虚	玉屏风颗粒
	肺肾阳虚	固本咳喘片
	肺肾阴虚	六味地黄丸
鹅口疮	心脾积热	导赤丸
	虚火上炎	知柏地黄丸
口疮	心脾积热	牛黄解毒片
	虚火上浮	知柏地黄汤
腹泻	风寒泻	藿香正气液
	湿热泻	葛根芩连丸
	伤食泻	保济丸口服液
	脾肾阳虚泻	附子理中丸
厌食症	脾失健运	小儿香橘丸、健儿乐颗粒
	脾胃气虚	小儿健脾丸、小儿健脾益气合剂、儿宝颗粒
	食滞化热	小儿化积口服液
积滞	乳食内积	小儿化积口服液
	积滞化热	枳实导滞丸
	脾虚夹积	小儿香橘丸
疳证	疳气	肥儿丸
	疳积	小儿香橘丸
	干疳	十全大补丸
	口疳	冰硼散
水肿	肝肾阴虚	六味地黄丸
	脾肾阳虚	肾康宁片、济生肾气丸

附录3　小儿运气体质与食物

附表4　小儿运气体质与食物

五行运气体质	原则	食物列举
木运太过体质	清肝、清心	胡萝卜、蛋类、菠菜、豌豆苗、红心甜薯、青椒、鱼肝油、动物肝脏、牛奶、奶制品、奶油、西瓜、甜瓜、雪梨、苹果、葡萄、杧果、草莓、木瓜、山楂、莲子、杏仁、苦菜、芥菜、芹菜、芥蓝、菊花、金银花、百合、马蹄、黄花菜、莴苣、生菜、苦瓜、冬瓜、绿豆、红豆、黄瓜、茅根、荷叶、大头菜等
木运不及体质	养肝、益肾	桑椹、豇豆、蜂蜜、猪肉、山药、莲子、枸杞子、麻雀肉、鹌鹑蛋、蛤蜊、核桃、干贝、鲈鱼、何首乌、黑豆、黑米、猕猴桃、带鱼、糯米、高粱、黍米、刀豆、南瓜、桂圆、猪肚、鲫鱼、花鲤、草鱼、黄鳝、大蒜、洋葱、魔芋、荞麦、菠菜、蕹菜、菊花苗、茄子、蘑菇等
火运太过体质	清心、运脾	羊肉、黄豆、大米、水蜜桃、鸭肉、赤小豆、薏米、粳米、白面、杏仁、榴梿、香蕉、牛奶、藕粉、西红柿、银耳等
火运不及体质	养肝、养心	大豆及豆制品、白带鱼、黄鱼、银鱼、牡蛎、蟹、香菇、银耳、海带、紫菜、米糠、麦麸、杏仁果、橙子、葡萄干、李子、瓜子、动物肝脏、瘦肉、虾、蛋类、金针菜、绿茶等
土运太过体质	运脾、清肺	蜜枣、蜂蜜、白萝卜、柚子、金橘、橘子、莲藕、胡萝卜、雪梨、木耳、豆浆、罗汉果、无花果、橄榄、枇杷、荸荠、冬瓜、丝瓜、紫苏、薄荷等
土运不及体质	养心、健脾	豆腐、泥鳅、全麦、燕麦、糙米、扁豆、洋葱、蒜头、菇、茄子、樱桃、黑莓、鹅肉、橄榄油、牛肉、红酒、鸡心、猪心、花生酱、花生油等
金运太过体质	清肺	胖大海、竹笋、马兰头、鸭蛋、阳桃、龙须菜、茼蒿、海藻、芦根、蕺菜、冬瓜子、海蜇、豆腐皮、白菊花、桑叶等
金运不及体质	健脾、补肺	白木耳、百合、鲜藕、猪肺、海蜇、枇杷、鸭肉、甲鱼、北沙参、麦冬、玉米须、马齿苋、芡实、甘蔗、白果等
水运太过体质	清肝	黑鱼、枸杞叶、鸭蛋、田螺、蚌肉、茭白、黄瓜、丝瓜、竹叶、莼菜、柿子、柑、蛋黄、菊花、绿叶菜等
水运不及体质	补肺、益肾	板栗、黑芝麻、黑枣、紫须参、鲈鱼、胡桃、狗肉、鸽肉、猪肉、甲鱼、蛤蚧、松子、荠菜、韭菜、蜂王浆、灵芝、燕窝、阿胶、地黄、肉苁蓉、动物肾脏、骨头汤、鸡肉、海虾、海马、泥鳅、河虾、海参、金樱子、生姜、银杏、鳝鱼、墨鱼、章鱼等